이 약 먹어도 될까요

일러두기

· 약 성분명 표기는 국립국어원 외래어 표기법과 약품 설명서에서
  실제 사용 중인 표기에 따랐습니다.

· 이 책에 소개된 복용 지침은 약학정보원에서 제공하는 자료를
  기본으로 했습니다.

이 약 먹어도 될까요

약국보다 더 친절한

약 성분 안내서

글 권예리

edit

알고 보면 같은 약,

실은 모두 다른 약

"펜잘 주세요." 약국에서 일하다 보면 자주 듣는 말이다. 약국에 온 손님이 '펜잘'을 찾으면, 약사인 나는 다시 증상이 어떤지 자세히 물어보고 약을 드린다. 제품명이 '펜잘'로 시작하는 약은 여러 종류가 있기 때문이다. 예를 들어 '펜잘큐'에는 세 가지 성분이 들어 있다. 아세트아미노펜, 에텐자미드, 카페인이다. '펜잘레이디'에도 이부프로펜, 마그네슘, 파마브롬이라는 세 가지 성분이 들어 있는데, '펜잘큐'와 성분이 단 하나도 겹치지 않는다. 두 약의 주성분은 하는 일이 비슷하지만 미세하게 다르고, 부작용과 주의사항도 다르다.

　'이지엔6'로 시작하면서 성분이 제각기 다른 약은 무려 네 가지나 된다. 이지엔6애니(이부프로펜), 이지엔6프로(덱시부프로펜), 이지엔6스트롱(나프록센), 이지엔6에이스(아세트아미노펜)다. 자세히 살펴보면 사람마다 각 성분의 효과가 조금씩 다르다. 어떤 사람에게는 그 차이가 커서 간혹 이부프로펜에 급성 알레르기를 일으키기도 한다. 심하면 숨을 쉬기 어려워져서 응급실에 가야 한다. '이지엔6'라는 글자만 보고 성분명을 확인하지 않는다면, 피해야 할 성분을 복용하는 일이 생긴다.

제각기 별개의 약인 줄 알았는데 사실은 똑같은 약일 때도 있다. 애드빌, 부루펜, 캐롤에프, 모트린 등이다. 제품명만 보고는 이 약들의 공통점을 알 수 없다. 하지만 포장 상자에는 아주 작은 글씨로 같은 성분명이 적혀 있다(세 약 모두 성분이 이부프로펜이다). 이 성분명을 보고 나서야 다 같은 약임을 알게 된다.

약을 잘 알고 먹으려면 한 가지 습관을 바꾸기만 하면 된다. 바로 약을 성분명으로 부르는 것이다. 성분명은 약을 약이게 하는 물질에 붙인 고유한 이름이다.

약국에서 일하다 보면 "그, 파란색 길쭉한 알약이 필요한데요…"라고 말하는 손님이 의외로 많다. 광고를 통해 익숙해진 몇몇 이름 말고는 기억하기 쉽지 않아서다. 포장상자의 가장 잘 보이는 위치에는 제품명이 강조되어 있다. 병원 처방전에도 제품명만 적혀 있다. 따라서 우리에게는 제품명이 가장 익숙할 수밖에 없다.

하지만 한 가지 성분으로 만든 약의 제품명이 많게는 수백 개에 달하는 현실에서 약을 제품명으로 구분하는 일은 그리 합리적이지 않다. 제품명끼리 서로 비슷해서 헷갈리기도 한다. 반면에 성분명은 가리키는 대상이 명확하다. 게다가 한번 익혀두면 어느 나라에서나 통하는 공통의 이름이자, 앞으로 100년, 200년 후에도 바뀌지 않을 이름이다.

다행히 이부프로펜처럼 널리, 자주 쓰이는 성분은 기억하는 사람들이 점차 늘고 있다. 우리가 더 많은 성분명을 사용하는 데 익숙해지기를 바라며, 이 책에서는 일상생활에서 자주 접하는 서른 가지 약 성분명을 소개했다.

책을 쓸 때 가장 많이 고민한 부분은 '어떤 약을 소개할까'였다. 어차피 이 책에서 세상의 모든 약을 소개할 수는 없었다. 게다가 다양한 약에 대해 다룬 책은 여러 권 나와 있었다. 이미 나온 책과 다른 시각에서 새로운 기준으로 약을 골라야 의미가 있었다.

그래서 우선 최근 몇 년간 전국 약국에서 상위 매출을 달성한 의약품 목록을 살펴보았다. 아무래도 60대 이상이 약을 많이 사기 때문에 고령자를 위한 약이 가장 잘 팔렸다. 이 목록에서 20~40대가 생활 속에서 자주 만나는 약 위주로 골라 책을 썼다.

친숙하고 자주 쓰는 약은 대부분 일반의약품이지만, 그렇다고 전문의약품을 아예 빼고 싶지는 않았다. 진료 후에 받은 전문의약품 처방에는 전문가의 판단이 이미 들어 있다. 하지만 환자 역시 내가 이 약을 왜 사용하고, 어떤 점을 주의해야 하는지, 적극적으로 정보를 소화하고 활용하기를 바랐다. 그래서 자주 처방되면서 몇 가지 주의점만 지키면 안전하게 복용할 수 있는 항생제, 스테로이드제, 우울증약 등도 포함했다.

생리통, 생리전증후군, 피임약, 임신, 수유 중의 약 복용, 갱년기에 관한 정보와 필요한 약을 정리하는 데는 특히 주의를 기울였다. 의료기기라서 다른 책에 잘 나오지 않았던 임신진단테스트기도 원리를 쉽게 풀어 소개했다.

이렇게 약 성분을 골라 각각의 (작용), (부작용), (복용법)과 (사용법)을 소개했다. 먼저 (작용)에서는 이 성분이 우리 몸속에서 어떤 일을 하는지, 어떤 원리로 증상을 낫게 하는지를 설명했다. (부작용)에는 약의 작용 원리에 따라 어쩔 수 없이 생기는 것도 있고, 사용법을 지키지 않아 생기는 것도 있다. 이 두 경우를 구분해서 대표적인 부작용을 정리했다. 그리고 (복용법)과 (사용법)에서는 복용량과 먹는 시간, 특히 주의할 점 등을 적었다. 그 밖에 약의 유래나 이름과 관련된 에피소드, 개발 과정, 사회적 의의 등 지적 호기심을 자극하는 이야기도 짤막하게 소개했다.

이름을 익히는 일은 약의 특징과 주의점을 알고 유익성을 꼼꼼하게 따지는 합리적인 사용자에 한 걸음 다가가는 길이다. 우리는 약을 구매할 때 전문가의 조언을 구하지만,

결국 마지막 단계에서 약의 이로운 효과를 누릴지 아니면 자칫 실수로 건강을 해칠지는 나에게 달렸다. 이 책을 읽으면서 자연스럽게 성분명과 친해지고 내 몸이 약을 꼭 필요로 할 때 똑똑하게 사용하기를 바란다.

차례

더 나은 삶을 위한,

고마운 약

더 건강하게 더 현명하게,

영양성분

알아두면 약이 되는,

약 이야기

부록

약 사용 설명서

성분명을 알아야 제대로 먹는다

약국에서 처방약을 조제할 때면, 혈압약을 먹고 있는데 이 약을 같이 먹어도 되냐는 질문을 가끔 받는다. 그런데 정확히 무슨 혈압약을 복용 중이냐 되물어도 성분명을 말하는 사람은 거의 없다. 제품명이라도 알려주면 검색이라도 해볼 텐데 이조차 모르는 사람도 많다.

물론 처방받은 모든 약의 제품명, 성분명, 용도를 외우기는 쉽지 않다. 게다가 비슷비슷하게 생긴 약은 얼마나 많은가. 그나마 제품명은 친숙하다. 텔레비전 광고로 자주 보고 들었으니까. 아세트아미노펜처럼 화학물질 느낌을 팍팍 풍기는 성분명보다 펜잘처럼 짧은 제품명이 훨씬 머리에 잘 들어온다.

하지만 성분명을 알고 있을 때의 장점은 뚜렷하다. 특정 약물에 알레르기가 심한 사람은 대부분 자신이 주의해야 하는 성분명을 알고 있다. 예를 들어 항생제인 아목시실린에 과민반응이 심하게 일어난다고 하자. 이 사람은 아목

14

시실린이 들어 있는 약은 반드시 피해야 한다. 하지만 아목
시실린 성분이 들어간 수십 가지의 제품명을 다 기억하기
란 어렵다. 그렇다고 그중 한두 개만 알고 있는 것은 의미가
없다. 따라서 이들에게는 아목시실린이라는 성분명을 정확
히 아는 것이 훨씬 도움이 된다. 어느 약국이나 병원에 가
도 무슨 약인지 1초 만에 알아들을 테니까.

성분명은 전 세계 공통 언어이기도 하다. 요즘처럼 여행
이나 출장으로 외국을 자주 드나드는 시대에 해외에서 약
이 필요하다면? 성분명을 알면 해외에서도 쉽게 필요한 약
을 구하거나 처방을 요청할 수 있다.

예전에 먹은 항생제와 지금 먹는 항생제가 같은 약인지
아닌지도 구분할 수 있다. 만약 치과에서 처방받아 먹고 있
는 약에 이부프로펜이 포함됐다는 사실을 알고 있다면, 생
리통약을 고를 때 성분이 겹치지 않게 할 수 있다. 특히 부
작용이 심했던 약의 성분명을 기억해서 의사에게 다른 약
을 처방해달라고 요청하기 좋다. 방광염으로 처방받은 항
생제를 먹고 부작용이 생겨 온몸이 멍든 것처럼 아프다고
하자. 이는 비교적 흔한 부작용으로 항생제 복용이 끝나면
씻은 듯이 사라지지만, 이 항생제 성분을 적어두었다가 나
중에 다른 치료나 수술을 받게 되었을 때 피해달라고 하면
같은 부작용을 겪지 않을 수 있다.

성분명도 자꾸 말하고 써버릇하면 어렵지 않게 익숙해진다. 지금은 의사가 약을 제품명으로 처방하도록 법적으로 정해져 있기 때문에 처방전에도, 약국에서 약 봉투나 영수증에 출력하는 복약지도문에도 제품명만 적혀 있다. 성분명이 도통 보이질 않으니 익숙해질 틈이 없다. 약 상자에도 제품명은 앞면에 커다랗게 강조되고 성분명은 구석이나 옆면에 작은 글씨로 적혀 있다.

약을 처방받을 때마다 처방전이나 복약지도문을 사진으로 찍어두고 필요할 때 의사, 약사에게 보이는 것도 좋은 방법이다. 조금 더 적극적으로 자신이 복용하거나 복용했던 약을 알고 싶다면, 대한약사회 무료 의약품 데이터베이스인 약학정보원health.kr에서 검색하면 된다. 이곳에서 처방받은 약의 성분명을 찾아 복약지도문의 제품명 옆에 적어두면 여러모로 좋다.

제품명에도 많은 것이 숨어 있다

약 상자나 용기에 가장 크게 적혀 있는 것이 바로 제품명이다. 제품명은 약을 만든 제약회사에서 짓는데, 어떤 식으로 명명하라고 법적으로 정해져 있지 않다. 그래서 일관성이 없어 보이지만, 잘 살피면 약에 관한 기본적이고 중요한 정보가 담겨 있다.

가장 간단한 예는 게보린정, 베나치오액처럼 제약회사가 붙인 브랜드 이름(게보린, 베나치오)과 제형(정=알약, 액=물약)이 합쳐진 제품명이다. 같은 성분의 약이 여러 가지 용량으로 나오는 경우에는 부루펜정200mg, 부루펜정400mg과 같이 용량을 뒤에 표시한다. 종근당아목시실린캡슐500mg처럼 제약회사 이름(종근당)을 앞에 붙이고 뒤에 성분명(아목시실린)을 붙이기도 한다.

어린이키미테패취(8~15세용)는 어린이라는 복용 대상, 키미테라는 브랜드 이름, 패취라는 제형, 8~15세라는 사용 연령대로 이뤄진 제품명이다. 제품명에 구체적인 연령까지 넣은 것은 나이에 특히 주의해야 하기 때문이다. 이 제품은 7세 이하는 붙이면 안 되고 8~15세 어린이는 16세 이상과 권장량이 다르다.

아스피린프로텍트정100mg의 '프로텍트'는 알약에 장용 코팅이 되어 있어 위산으로부터 보호된다는 뜻이다. 약이 위에서 변질되지 않고 소장까지 도달할 수 있도록 코팅을 한 것이다.

타이레놀8시간이알서방정에는 타이레놀이라는 브랜드 이름, 8시간이라는 복용 간격, 이알서방정이라는 제형의 특이사항이 포함되어 있다. 짧은 시간 동안 많은 양을 복용하면 자칫 위험할 수 있으므로 복용 간격을 잘 지키라는 의미에서 아예 '8시간'을 제품명에 넣은 것이다. 서방정은 약효 지속 시간을 늘리기 위해 서서히 방출되도록 설계된 알약을 말한다. 타이레놀8시간이알서방정은 4~6시간마다 복용하는 일반 타이레놀정500mg보다 지속 시간이 길고 용량도 650mg이다. 650mg 중에서 절반은 즉시 방출되고 절반은 8시간에 걸쳐 천천히 녹아나온다. 앞에 붙은 이알ER은 원래보다 더 오랫동안 방출한다는 뜻인 extended release의 약자다.

이렇듯 제품명은 여러 낱말을 띄어쓰기 없이 길게 늘어놓아서 언뜻 복잡해 보인다. 하지만 의미별로 나눠 살펴보면 유용한 정보를 얻을 수 있다.

왜 식후 30분에 먹어야 할까?

병원에서 약 처방을 받아봤다면 식후 30분이라는 말이 친숙할 것이다. 식전에 먹거나 자기 전에 먹는 약도 있지만, 대부분은 식후 30분에 먹으라고 한다. 이부프로펜 같은 약은 위장장애를 막기 위해 복용 전에 무언가를 먹는 것이 권장된다. 또한 식후 30분쯤에 복용하면 효과가 극대화되는 약도 있다. 하지만 꼭 그렇지 않은 약도 식후 30분에 복용하라고 지시할 때가 많다.

약을 식사와 연관하는 것은 규칙적인 복용이 중요하기 때문이다. 약이 제대로 작용하려면 약물의 혈중 농도가 충분히 높아야 한다. 그러려면 정해진 간격에 따라 약을 복용해야 한다. 그런데 하루에 두세 번씩 약을 따로 챙겨 먹으려면 번거로우니까, 식사 후에 약도 먹도록 지시하는 것이다.

최근에는 식후 30분이 아니라 식사 직후에 복용하는 것으로 바뀌었다. 2017년 9월 서울대병원에서 바꾼 뒤로 다른 병원도 대부분 바꿨다. 식후 30분이면 알람을 맞춰서 정확히 30분이 지나고 먹어야 할까? 아니면 식사하고 한숨 돌리고 나서 먹으면 될까? 30분 뒤에 먹어야지 해놓고 못 먹으면 어쩌지? 이런 의문과 불편함 때문이다. 복약 지도가 식사 직후로 바뀌면서 약을 빠뜨리지 않고 한층 편하게 복용하는 비율이 높아졌을 것이다.

간과 신장이 튼튼해야 한다

우리가 먹는 음식은 대부분 탄수화물, 단백질, 지방이라는

3대 영양소로 이뤄져 있다. 구강, 식도, 위, 소장, 대장으로 이어진 위장관에서는 3대 영양소를 소화하는 효소가 분비된다. 음식은 소화효소에 의해 더 작은 단위로 소화되고 흡수되어 혈액을 타고 온몸으로 퍼진다. 탄수화물이 소화된 당, 단백질이 소화된 아미노산, 지방이 소화된 지방산은 우리 몸 곳곳에서 유용하게 쓰인다. 양이 많으면 몸속에 비축도 한다. 빨리 내보내야 할 이유가 없다.

그런데 3대 영양소가 아니라 다른 물질이 우리 몸속에 들어오면 어떻게 될까? 예를 들어 술을 마시면 알코올이 위에서 흡수되어 혈액으로 들어간다. 알코올은 혈액을 타고 간으로 가서 간의 효소에 의해 분해되고, 분해 산물은 신장을 통해 나간다. 이처럼 우리 몸에 들어온 물질은 어떻게든 처리되어 배설된다. 3대 영양소가 아닌 모든 이물질은 거의 다 간과 신장에서 처리한다. 그런 대표적인 물질이 바로 약이다.

간과 신장에서 약을 처리할 때는 보통 독성을 낮추는 방향으로 생화학 반응이 일어난다. 독성을 줄여야 몸이 해를 덜 입기 때문이다(생화학 반응이 여러 단계로 진행되어 중간에 독성이 높아졌다가 낮아지는 경우도 있다).

이렇듯 약의 작용에는 간과 신장의 기능이 중요하다. 간이나 신장에 장애가 있으면 약을 먹어도 효과가 없기 때문에 필요한 부위에 약을 직접 주사해야 할 수도 있다. 반대로 약효가 너무 강해져서 용량을 낮추기도 한다. 물론 약에 따라 크게 상관없는 경우도 있다. 약마다 구체적인 내용이 다르지만 대체로 약이 간과 신장에 영향을 미치는 경우가 많다. 따라서 본인이 간이나 신장에 문제가 있다면 약을 먹기 전에 한번쯤 의사와 약사에게 알리고 상담하자.

약 모양으로 제품명을 알 수 있다

약학정보원 사이트에 들어가면 제품명이나 성분명을 검색해 약에 관한 정보를 찾을 수 있다. 제품명과 성분명 중 하나만 알고 있으면 제품설명서에 들어 있는 내용을 그대로 볼 수 있다. 이부프로펜처럼 자주 쓰이고 중요한 몇몇 약은 따로 일반인이 보기 좋게 복약지도사항, 주의사항이 정리되어 있다.

그런데 약 상자나 처방약 봉투가 없어져서 약 이름을 모르면 어떻게 해야 할까? 이럴 때 약의 모양, 색깔, 표기된 글자나 숫자로만 검색해도 무슨 약인지 알아낼 수 있다. 약학정보원 사이트 첫 화면에 있는 '모양으로 약 찾기'라는 섹션을 이용하면 된다. 메뉴의 '의약품 식별 > 식별 검색'에서도 검색할 수 있다.

약을 자세히 살펴보면 숫자나 글자가 새겨져 있을 것이다. 항상은 아니지만 많은 경우에 약의 성분과 용량이 같으면 회사가 달라도 모양과 색을 통일하고 구분을 위해 회사 고유의 문자나 숫자 조합을 새겨놓는다. 회사 로고를 그려넣기도 한다. 밝은 색의 캡슐에 검은 글자가 적혀 있거나 알약의 앞면에 글자가, 뒷면에 로고가 음각으로 새겨져 있는 식이다.

임신, 수유 중에는 이렇게 조심해야 한다

임신을 하면 머리가 아파도, 소화가 안 되어도 약을 섣불리 먹을 수 없다. 태아에게 문제가 생기면 어쩌나 걱정부터 된다. 그래서 먼저 임신했던 사람이나 의사와 약사에게 자꾸 물어보게 되는데, 속 시원한 답이 안 나올 때가 많고 심지어 사람마다 말이 다르다.

그도 그럴 것이 어떤 약이든 임신부에게 100% 안전하다고 말하기가 쉽지 않다. 정말 확실히 하려면 수천, 수만 명 이상의 임신부에게 투여해 봐야 한다. 약을 투여했다가 단 한 명이라도 잘못되면 큰일이니 쉽지 않다. 따라서 임신부에게 안전하다는 데이터가 있는 약은 거의 없다. 동물실험으로 최대한 연구를 해보지만 그 결과가 사람에게 고스란히 적용되는 것도 아니다.

임신부가 어떤 약을 복용해도 되는지 판단하는 기준으로 흔히 미국 FDA의 임부투여안전성 등급을 사용한다. 약학정보원 사이트의 약품 정보에 FDA의 등급이 나오니 우리도 참고할 수 있다.

간단히 요약하면 등급 A는 위험하지 않으므로 걱정 없이 투여해도 되고, 등급 X는 절대 투여하면 안 된다. 등급 B, C, D는 위험할 수도 있거나 위험하지만, 약으로 생긴 위험보다 치료의 유익성이 더 클 때만 투여한다. 이에 대한 판단은 의사에게 맡겨야 한다. 생각보다 다양한 약을 임신부에게 쓰지만 아무래도 보수적으로 접근하는 것이 좋다.

특정 약의 태아 위험도 분류는 나라마다 조금씩 다르다. 예를 들어 타이레놀의 성분인 아세트아미노펜은 우리나라에서 임신부가 복용해도 되는 해열진통제로 널리 쓰이는데, 미국 FDA에서는 등급 B로 분류되어 있다. 같은 등급 B인 위산분비억제제 파모티딘은 제품설명서에 임신부는 주의하라고 적혀 있다.

수유를 할 때도 약 성분이 모유로 들어가면 바로 아기에게 영향을 주기 때문에 복용에 민감해진다. 수유부는 투여할 수 있는 약의 범위가 임신부보다 넓다. 다만 의사와 약사에게 반드시 상담해서 확인한 후 투여해야 한다. 약에 따라 세 가지 경우로 나눈다.

첫 번째, 약이 모유로 전달되지 않으므로 약을 복용하면서 수유해도 괜찮다.

두 번째, 약이 모유로 조금 전달되고 대체로 아기에게 위험하지 않다. 수유 직후에 약을 복용하고 다음 수유까지 간격을 3~4시간 둔다.

세 번째, 약이 모유로 전달되고 아기에게 위험하다. 피치 못할 사정으로 약을 투여하면 수유를 중단한다.

미국 FDA 임부투여안전성 등급

등급	내용
A	**태아에 대한 통제된 연구 결과 위험성 없음** 임신부에 대해 적절하고 잘 통제된 연구를 시행한 결과, 임신 기간 전체에 걸쳐 태아에 대한 위험성이 나타나지 않은 경우.
B	**태아에 대한 위험성을 나타낸다는 증거가 없음** ① 동물에 대한 연구에서는 독성이 나타났으나, 임신부에 대한 적절하고 잘 통제된 연구에서는 태아에 대한 위험성이 증가하지 않은 경우. 또는 ② 임신부에 대한 연구 자료는 없지만, 동물의 태아에 대한 연구 결과에서는 위험성이 없는 것으로 나타난 경우. 사람의 태아에게 독성이 있을 가능성은 희박하지만, 전혀 없다고 할 수는 없음.
C	**태아에 대한 위험성을 완전히 배제할 수 없음** ① 사람과 동물 모두에서 적절하고 잘 통제된 연구 자료가 없는 경우. 또는 ② 사람에 대해 적절하고 잘 통제된 연구 자료는 없으나, 동물의 태아에 대한 연구 결과 위험성이 나타난 경우. 해당 약물이 임신부에게 투여될 경우 태아에게 위험할 가능성도 있으나, 약물 투여로 인한 치료적 이득이 위험을 상회할 가능성이 있음.

D	태아에 대한 위험성이 증가한다는 증거가 있음

사람에 대한 연구, 또는 임상시험, 또는 시판 후
조사 자료에서 태아에 대한 위험성이 나타난 경우.
그러나 약물 투여로 인한 치료적 이득이 태아에
대한 위험성을 상회할 수 있음. 예를 들어 중증
질환이거나 생명이 위협받는 상황이고, 보다 안전한
약물은 효과가 없거나 사용할 수 없는 경우라면
약물 투여로 인한 치료적 이득이 위험성을 상회할
수 있음.

X	임신부에게 투여 금지

사람이나 동물에 대한 연구 또는 임상시험 또는
시판 후 조사 보고에서 태아에 대한 위험성의
증거가 나타났으며, 해당 약물 투여로 인해 태아에
미치는 위험성이 임신부에 대한 치료적 이득의
가능성보다 더 높은 경우.

*출처: 약학정보원이 소개한 FDA 임부투여안전성 등급을 일부 수정했다.

**일상생활에 꼭 필요한,
자주 쓰는 약**

가장 대표적인
해열진통소염제

이부프로펜

두통, 치통, 요통 등 비교적 가볍고 일상적인 통증에 쓴다.
어린이 해열제 부루펜시럽의 성분이기도 하다. 약국에서
생리통약을 달라고 해도 이부프로펜이 들어간 약을 주는
경우가 많다.

대표 제품	대원이부프로펜정, 부루펜시럽, 애드빌정, 캐롤에프정, 이지엔6애니연질캡슐, 그날엔정
용법	성인 200mg씩 하루 4회 이하 또는 400mg씩 하루 3회 이하
복용 간격	최소 4시간
24시간 최대 용량*	3200mg
임신	C등급(임신 3기에는 D등급)
수유	수유 직후에 약을 복용하고 다음 수유까지 간격을 3~4시간 둔다.
주의점	1. 위장장애가 대표적인 부작용이다. 식사 후 미지근한 물과 함께 복용한다. 2. 드물게 이부프로펜에 알레르기 반응을 일으키는 체질이 있다. 알레르기 반응이 일어나면 바로 응급실에 간다. 3. 술을 마시고 복용하지 않는다. 알코올과 이부프로펜이 만나면 심한 위장관 출혈이 생길 수 있다. 4. 엔세이드끼리는 중복해서 먹지 않는다.

*24시간 동안 최대한으로 먹을 수 있는 용량으로 권장 용량과는 다르다.

1960년대 영국 제약회사 부츠의 실험실. 연구원들은 부지런히 기니피그와 쥐에 신약 후보 물질을 주사하고 있었다. 그들은 염증을 치료하고 방지하는 소염제를 찾고 있었다. 특히 완치가 불가능한 류머티즘성 관절염의 염증이라도 가라앉혀 최소한의 인간다운 생활을 가능하게 하고자 했다. 10년 가까이 600여 가지 물질로 실험한 결과, 4개의 후보 물질을 가려냈다. 이렇게 시험 중인 물질은 '11654번'처럼 번호를 붙여 불렀다. 유력한 후보 물질들로 환자를 대상으로 한 임상시험에 돌입했으나, 동물실험에서와 달리 약효가 낮거나 새로운 부작용이 나타났다. 임상시험은 수포로 돌아갔다. 과연 안전하고 강력한 소염제를 찾을 수 있을까? 그런 게 존재하기는 할까? 다른 제약회사들도 그들의 뒤를 바짝 쫓고 있었다.

연구팀을 이끌던 스튜어트 애덤스는 네 번의 실패에도 포기하지 않고 몇 년의 연구 끝에 괜찮은 신약 후보를 하나 건졌다. 애덤스는 중요한 강연 전에 두통이 심해지자 아직 시험 중인 이 13621번 물질을 입에 넣고 물과 함께 삼켰다. 지금 같으면 여러 위험 때문에 금지된 일이지만 그때까지만 해도 과학자들은 연구에 도움이 된다면 자신의 몸을 기꺼이 실험 도구로 사용했다. 13621번 물질은 애덤스의 두통을 성공적으로 잠재웠고 안전성 시험을 거쳐 1969

년에 출시되었다. 이것이 바로 오늘날 널리 애용되는 해열진통소염제 이부프로펜ibuprofen이다.

(작용)

이 약은 이런 일을 합니다

이부프로펜은 우리 몸이 프로스타글란딘이란 물질을 만들지 못하게 방해한다. 프로스타글란딘은 통증, 염증, 열을 일으키므로 이 물질의 합성을 억제하면 진통, 소염, 해열 작용이 가능하다.

　이부프로펜을 비롯하여 나프록센, 케토프로펜도 우리 몸에 들어오면 같은 일을 한다. 사실 프로스타글란딘 합성을 방해하는 물질 중에서 이부프로펜 이후 약으로 개발된 것이 무려 수십 가지다. 이들을 통틀어 엔세이드NSAID, non-steroidal anti-inflammatory drug라 부른다. 복잡한 용어처럼 보이지만 뜻은 간단하다. non-steroidal은 비非스테로이스성, anti-inflammatory drug는 소염제라는 뜻이다. 소염제를 크게 스테로이드류와 비스테로이드류로 나누기 때문에 비스테로이드성이란 수식어가 붙은 것이다.

간혹 이런 질문이 나온다. "진통제를 달랬는데 왜 겉포장에 소염, 해열이라 적혀 있나요?" 그것은 바로 엔세이드가 표적으로 삼는 프로스타글란딘이 우리 몸에서 통증, 염증, 발열을 동시에 일으키기 때문이다. 이에 따라 엔세이드는 진통, 소염, 해열 작용을 동시에 한다. 우리가 그중 한두 가지를 마음대로 선택하는 것은 불가능하다.

부작용

이런 점을 주의해야 합니다

이부프로펜, 나프록센 등 몇몇 엔세이드는 오랜 세월 동안 안전성이 입증되었다. 우리나라에서는 의사의 처방전 없이 약국에서 쉽게 구할 수 있고 심지어 다른 나라에서는 일반 가게에서도 살 수 있다. 하지만 그렇다고 해서 한꺼번에 10알을 삼키거나 1시간마다 1알씩 복용해도 안전한 것은 아니다.

엔세이드의 대표적 부작용은 위장장애다. 위장장애의 주범 역시 프로스타글란딘이다. 프로스타글란딘이 통증, 염증, 발열을 일으키기는 하지만 평상시 위벽도 보호하며 멀티플레이를 펼치기 때문에 벌어지는 일이다. 위벽을 보호하던 프로스타글란딘이 엔세이드의 공격을 받아 줄어들면, 위벽이 위산에 노출되어 속이 쓰리다. 약의 작용 원리에 딸려오는 부작용이므로 정도의 차이는 있어도 위장장애를 피할 수는 없다. 위장장애만 없다면 완벽한 소염제일 텐데 말이다. 심하면 위궤양, 위장관 출혈도 일어나고 그 밖에 심혈관계 질환 위험이 증가한다. 엔세이드를 반드시 식사 후에 복용하도록 권하는 것이 바로 이 때문이다.

한때 거대 제약회사가 앞다투어 위장장애가 현저히 줄어든 차세대 엔세이드를 개발했고 모두의 기대가 컸다. 그러나 몇몇 신약이 출시되자마자 혈전 생성, 심장마비 등 부작용 사례가 발생해 퇴출되었고 제약회사에 큰 손해를 안겼다. 지금은 그중 한 가지 성분인 세레콕시브만 전문의약품으로 사용되고 있다.

같은 엔세이드라도 약마다 약효가 다르고 진통, 해열, 소염 작용의 세기가 다르듯이 부작용의 종류와 강도 역시 다르다. 또 약을 받아들이는 사람의 유전자와 신체 환경도 다르다. 어떤 사람에게는 나프록센보다 이부프로펜이 효과가 좋을 수 있고, 다른 사람에게는 그 반대일 수도 있다. 어떤 사람은 엔세이드를 먹으면 위장장애가 유난히 심해서 엔세이드가 아닌 진통제를 선호할 수도 있다. 또한 누군가

일상생활에 꼭 필요한, 자주 쓰는 약

는 두통에는 나프록센이, 생리통에는 덱시부프로펜이 더 잘 들 수 있다. 엔세이드를 비롯해 진통제의 종류가 다양하므로 자신에게 어느 약이 잘 맞는지 탐색해 두면 좋다.

드물게 엔세이드 중 일부에 급성 알레르기 반응을 보이는 사람이 있다. 갑자기 피부가 가려워지고 목이 부어 숨 쉬기 힘들어지면 바로 응급실에 가야 한다. 비록 그런 체질이 드물기는 하지만 생명이 걸린 문제이므로 자신이 어느 약에 알레르기가 있는지 숙지하고 항상 의사와 약사에게 알리도록 한다.

(복용법)

이렇게 먹습니다

이부프로펜은 보통 1알이나 1캡슐의 용량이 200mg 또는 400mg이다. 감기, 두통, 생리통 등 병원에 갈 정도로 심하지 않은 통증에 200mg씩 하루 4회까지 또는 400mg씩 하루 3회까지 복용한다. 심한 염증 질환에는 24시간 동안 3200mg까지 복용 가능하지만, 용량을 늘릴수록 위장장애가 심해지므로 되도록 적은 용량을 권한다. 관절염, 통풍

등으로 먹는 경우에는 의사의 처방을 따른다. 그리고 임신 준비, 임신 중, 수유 중에는 처방 없이 복용하지 않는다(진통 목적으로는 더 안전한 타이레놀을 먹고 엔세이드는 간혹 의사가 위험성에도 불구하고 필요하다고 판단할 때만 먹는다).

엔세이드끼리는 약효와 부작용이 비슷하므로 두 가지 이상의 엔세이드를 함께 복용하면 위험하다. 진통 효과가 부족해서 약을 더 먹고 싶을 때는 엔세이드가 아닌 다른 진통제를 고르자. 예를 들어 아세트아미노펜(타이레놀)이 있다. 용량을 지나치게 늘리다 증세가 나아지기는커녕 부작용만 커질 수 있다. 아프지 않으려고 약을 먹었는데 도리어 약 때문에 아프다면 얼마나 억울할까. 단기간에 권장 용량을 쓰고, 식사 후 복용해 위장장애를 최소한으로 한다.

더 알아보기 1
끝나지 않는 임상시험

아무리 임상시험을 거쳤어도 장기 복용 부작용이나 수많은 환자의 개별적 반응을 일일이 예측할 수는 없다. 따라서 신약은 출시 이후에도 몇 년씩 모니터링을 한다. 출시 전에는 제1상, 제2상, 제3상 임상시험을 통과해야 하고 출시 이후에는 제4상 임상시험인 모니터링 단계를 거쳐야 한다.

더 알아보기 2

엔세이드 알레르기 주의보

환자가 깜빡하고 의사에게 엔세이드 알레르기를 알리지 않아서, 또는 이전 진료 때 알렸는데도 의사가 간과하고 엔세이드를 처방하는 경우가 많다. 약국에서 엔세이드가 포함된 처방약을 주거나 처방전 없이 엔세이드를 판매할 때도 약사는 손님의 알레르기 여부를 확인해야 한다.

한 가지 엔세이드에 알레르기가 있으면 다른 엔세이드에도 알레르기가 있을 수 있다. 그럴 경우는 가급적 엔세이드 복용을 피하고 의사의 판단으로 피치 못하게 복용할 때는 의료진의 관리를 받도록 한다.

더 알아보기 3

여러 가지 엔세이드 성분

이부프로펜 외에 많은 엔세이드 약이 일반의약품과 전문의약품으로 사용되고 있다. 나프록센은 해열 작용이 약하고 진통, 소염 작용이 강해서 치통, 관절염 등에 먹는다. 아세클로페낙은 정형외과에서 진통과 소염 목적으로 자주 처방한다. 케토프로펜은 파스로 익숙한 케토톱플라스타의 성분이다. 플루비프로펜은 파스로도 쓰고 인후염에 사탕처럼 빨아먹는 트로키제나 스프레이 형태로도 복용한다.

이부프로펜에는 구성 원자와 개수는 같지만 원자의 연결 각도가 다른 두 물질(S형, R형)이 절반씩 들어 있는데, 덱시부프로펜은 그중 약효가 있는 S형만 골라놓았다. 그래서 절반의 용량으로 같은 효과를 낸다. 따라서 이부프로펜과 덱시부프로펜은 사실상 같은 약이라고 볼 수 있지만, 그렇다고 해서 복용 용량도 같다고 생각하면 안 된다.

뒤에 나올 아스피린도 엔세이드에 속한다.

두통, 치통, 생리통
바로 그 약

아세트아미노펜

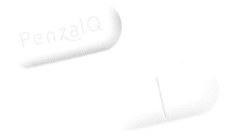

열을 내리고 두통, 생리통, 근육통 등을 가라앉힌다.
소염 기능은 없다. 대표적으로는 타이레놀과 펜잘이 있고
웬만한 종합감기약에도 포함되어 있다. 어린이도 복용할 수
있고 위장장애가 거의 없으며 편의점에서도 판매한다.

대표 제품	일반 제제(500mg): 타이레놀정, 펜잘정 서방정(650mg): 타이레놀8시간이알서방정, 펜잘8시간이알서방정
용법	일반 제제: 성인 1~2정씩 하루 4회 이하 서방정: 성인 1~2정씩 하루 3회 이하
복용 간격	일반 제제: 4~6시간 서방정: 8시간
24시간 최대 용량	4000mg(일반 제제: 8정, 서방정: 6정)
임신	B등급이지만 안전한 편
수유	의사와 상의
주의점	1. 다른 감기약, 처방약에도 들어 있을 확률이 크다. 따라서 중복으로 먹지 않도록 주의한다. 2. 복용 전에 술을 마셨거나 복용 후에 마실 예정인 사람은 반드시 의료진과 상의한다. 3. 간 기능 이상 징후가 나타나면 바로 병원에 간다. 4. 충분한 물과 함께 복용한다. 5. 서방정은 쪼개거나 씹어 먹지 말고 통째로 삼킨다.

1870년대에 발견된 아세트아미노펜acetaminophen은 1950년대에서야 약으로 출시되었다. 발견 이후 첫 임상시험에서 체내 산소 공급이 저해되는 위험한 부작용이 발견되는 바람에 약으로 사용되지 못하고 잊힌 것이다. 오늘날 손쉽게 우리의 열을 내리고 통증을 가라앉혀 주는 이 약은 50년도 넘게 논문 속에서 잠자고 있었다.

그러다가 생화학이 발전하면서 과학자들은 약이 사람의 몸속에서 화학반응을 통해 다른 여러 물질로 바뀐다는 사실을 알게 되었다. 특히 두통약으로 널리 쓰던 어떤 물질이 사람의 몸속에서 아세트아미노펜으로 바뀌어 작용한다는 사실이 밝혀졌다. 게다가 아세트아미노펜을 약으로 직접 복용하면 그 물질보다 더 부작용이 적고 안전하다는 장점이 있었다. 오래전 임상시험에서 나타났던 부작용은 실수로 섞인 다른 물질 때문이지 아세트아미노펜과 무관하다는 사실도 연구 결과로 확인되었다. 이런 연구들 덕분에 아세트아미노펜이 세상의 빛을 보게 되었고, 인류는 예전보다 훨씬 더 안전하고 복용하기 편리한 해열진통제를 얻었다. 아세트아미노펜이 이때 재발견되지 않았다면 용량만 잘 지키면 남녀노소 가리지 않고, 언제 어디서나, 빈속에도 복용할 수 있는 진통제가 지금까지 존재하지 않았을지도 모른다.

이 약은 이런 일을 합니다

진통제는 크게 마약성, 비마약성으로 나눌 수 있고 비마약성 진통제는 아세트아미노펜, 엔세이드가 대표적이다. 아세트아미노펜은 체온조절중추에 작용해 열을 내리고 통증을 해소한다. 수십 년 전부터 널리 쓰던 약인데도 놀랍게도 정확한 작용 원리가 밝혀지지 않았다. 다만 엔세이드와 비슷한 일을 해도 온몸이 아니라 뇌에서만 작용하기 때문에 완전히 다른 약이라는 사실은 잘 알려졌다.

아세트아미노펜와 엔세이드의 가장 큰 차이는 두 가지다. 소염 작용 유무와 위장장애 유무다. 진통, 해열, 소염 작용을 동시에 해내는 엔세이드와 달리 아세트아미노펜은 소염 작용은 하지 않고 진통과 해열 작용만 한다. 엔세이드의 고질적인 위장장애 부작용을 피하고 싶을 때는 아세트아미노펜이 좋다. 위장장애가 거의 생기지 않기 때문에 웬만큼 건강한 사람은 공복에 먹어도 된다. 위 기능이 약한 사람도, 식사를 제때에 하지 못한 사람도 통증이 생기자마자 곧바로 복용할 수 있어 편리하다.

이런 점을 주의해야 합니다

아세트아미노펜의 가장 무서운 부작용은 간 손상이다. 24시간 사이에 최대로 먹을 수 있는 용량이 4000mg으로 이를 넘을 경우 과다 복용으로 간 손상 위험이 높아진다. 특히 종합감기약같이 아세트아미노펜이 포함된 제품을 여러 개 동시에 복용하다 자신도 모르게 최대 허용 용량을 넘길 수 있으니 유의해야 한다.

전문의약품에도 아세트아미노펜이 여러 성분 중 하나로 포함된 경우가 있다. 트라마돌과 아세트아미노펜 복합제(제품명 예: 울트라셋정, 울트라셋이알서방정), 코데인과 아세트아미노펜 복합제(제품명 예: 하이코돈정) 등 일부 마약성 진통제가 그렇다. 이 약들도 아세트아미노펜이 최대 허용 용량을 넘기지 않는지 확인한 후에 복용하도록 하자.

아세트아미노펜 복용 중에 술을 마시면 간이 망가질 수 있다. 특히 정기적으로 술을 마시는 사람은 간 손상 위험이 더욱 높다. 술과 함께 복용해서 좋은 약은 없지만, 아세트아미노펜은 특히 간에서 알코올을 처리하는 효소와 보조인자에 직접 영향을 미치므로 주의가 필요하다.

간 손상은 초기에 피로, 메스꺼움 외에 별다른 증상이 나타나지 않아서 손상이 제법 진행되고 나서야 알아차리게 된다. 만약 피부 가려움과 염증, 황달 등 간 기능 이상 징후가 나타나면 바로 병원으로 달려가야 한다. 간은 한번 손상되면 재생되지 않는다. 다행히 용량과 술만 주의한다면 아세트아미노펜은 매우 안전한 약이다.

(복용법)

이렇게 먹습니다

가장 흔히 쓰는 아세트아미노펜 제제는 500mg짜리 일반적인 알약과 650mg짜리 서방정이다. 500mg짜리는 해열, 진통 목적으로 한 번에 1~2알씩 하루 4회까지 복용한다. 24시간 동안 4000mg 즉 8알을 넘기면 안 된다. 650mg짜리 서방정은 절반은 즉시, 나머지 절반은 천천히 방출되어 약효가 8시간 동안 지속되도록 설계되었다. 8시간 간격으로 1~2알씩 하루 3회 이하로 복용한다. 24시간 동안 6알까지만 복용해야 한다.

아세트아미노펜은 서방정 형태로 자주 쓰므로 서방정

의 특수성을 함께 기억해 두면 좋다. 아세트아미노펜의 경우 서방정의 제품명에 '8시간이알서방정'이라는 수식어가 붙는다(제품명 예: 타이레놀8시간이알서방정, 펜잘8시간이알서방정). 알약 안에 특수 설계가 되어 있으므로 쪼개거나 씹어 먹지 말고 통째로 삼켜야 한다.

아세트아미노펜은 임신, 수유 중에 복용해도 비교적 안전하다고 알려져 있지만 그래도 의사와 미리 의논하고 복용법을 철저히 지키기를 권한다.

우리는 대부분의 약을 식사 후에 복용하라고 귀에 못이 박히도록 들어왔다. 하지만 아세트아미노펜은 식사 시간과 관계없이 복용해도 된다. 식사 후에 약을 복용하라고 복약지도를 하면 "저는 아침을 안 먹는데 어쩌죠?" "당장 약을 먹고 싶은데 꼭 밥을 먹어야 하나요?" 같은 질문이 수두룩하게 나온다. 끼니를 불규칙하게 챙기는 사람도, 식사 후라는 조건이 불편한 사람도 많은 것이다. 따라서 아세트아미노펜은 빈속에도 걱정 없이 먹을 수 있는 진통제, 해열제로써 아주 편리하다.

하지만 간혹 아세트아미노펜을 복용하고 위에 부담이 되는 사람도 있다. 그런 경우에는 식사 후에 먹거나 우유와 함께 복용하도록 한다.

더 알아보기 1

유럽의 아세트아미노펜 서방정 규제

2018년 3월, 유럽집행위원회EC에서 아세트아미노펜 서방정 판매를 중지한다는 소식이 알려졌다. 과다 복용 사례를 검토한 결과, 과다 투여를 방지할 대책이 충분하지 않아 유익함보다 위험이 더 크다고 판단한 것이었다. 그러자 우리나라 식약처는 의약계 전문가에게 '의약품 안전성 서한'을 전달해 이 사실을 알리고 미국, 캐나다 등 많은 나라에서 안전하게 사용되고 있으므로 계속 사용하되 용량과 복용법에 주의를 기울일 것을 요청했다.

더 알아보기 2

아세트아미노펜의 다른 이름

여행 중에 갑자기 머리가 아플 때, 현지 약국이나 슈퍼에서 아세트아미노펜이 보이지 않더라도 당황하지 말자. 아메리카 대륙이나 일본에서는 아세트아미노펜이라 하지만 유럽, 오스트레일리아 등에서는 파라세타몰paracetamol이라고 부른다. 화학명 acetyl-para-aminophenol을 다른 방식으로 축약한 것일 뿐 같은 물질이다. 간단하게 APAP라고도 표기한다.

용량에 따라
효과가 달라지는

아스피린

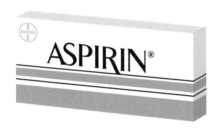

열을 내리고 염증을 가라앉히며 통증을 줄인다.
류머티스성 관절염에도 소염 효과가 있다.
100mg의 저용량 아스피린을 매일 장기 복용하면
심혈관계 질환을 예방할 수 있다.

대표 제품	바이엘아스피린정500mg·100mg, 종근당아스피린정500mg, 아스피린프로텍트정100mg, 보령바이오아스트릭스캡슐100mg, 아사톱장용정81mg
용법	해열·진통·소염용: 성인 500~1000mg씩 하루 3회 이하 또는 1500mg씩 하루 2회 이하/ 혈전 예방용: 성인 100mg 하루 1회
복용 간격	8~12시간
24시간 최대 용량	4000mg
임신·수유	C등급·복용 금지
주의점	1. 위장장애를 일으키니 식사 후 미지근한 물과 함께 복용한다. 2. 알레르기 반응이 생기면 응급실에 간다. 3. 위장관 출혈이 생길 수 있으니 복용 중에는 술, 커피를 피한다. 4. 코피, 멍, 생리과다 등 비정상적인 출혈이 계속되면 병원에 간다. 5. 수술 전에 아스피린을 복용하고 있다면 반드시 담당 의료진에게 알린다.

아스피린aspirin은 1899년에 처음 약으로 판매되었다. 인류가 최초로 사용한 해열, 진통, 소염제였다. 그렇다면 아스피린이 없었을 때는 열이 날 경우 어떻게 했을까? 한 가지 방법은 버드나무 껍질을 물에 넣고 끓여 마시는 것이었다. 버드나무 껍질의 해열, 진통 효과는 고대 그리스의 히포크라테스도 알고 있었고 무려 5,000년 전 고대 문명인 수메르의 기록에도 나온다. 요즘에도 숲이나 밀림에서 아프거나 열이 날 때 버드나무 껍질을 모아 물에 끓여 마시는 것이 생존 비법으로 전수될 정도다.

이 버드나무 껍질에서 추출한 물질은 살리실산이다. 그런데 살리실산을 그대로 투여하면 위를 심하게 자극하고 심장에 문제를 일으킨다. 따라서 실험실에서 화학적으로 살짝 변형을 했고 그것이 아스피린(아세틸살리실산)이 되었다. 형태만 조금 다를 뿐 우리는 선조의 지혜 덕을 지금도 톡톡히 보고 있는 것이다.

이 약은 이런 일을 합니다

"성분이 같아도 용량이 다르면 다른 약이다." 정말일까? 맞는 말일까? 적어도 아스피린의 경우에는 말이 된다. 일반적인 아스피린 500mg와 저용량 아스피린 100mg은 주된 약효도 다르고 복용법도 다르다.

기본적으로 아스피린은 염증, 통증, 열을 가라앉히는 엔세이드 약물이다. 따라서 엔세이드의 특징을 모두 갖고 있다. 하는 일은 염증, 통증, 열을 일으키는 프로스타글란딘이 생기지 못하게 방해하는 것이고 대표적 부작용 역시 위장장애다. 처음 출시된 1890년대에는 이렇다 할 소염제가 없었기에 아스피린은 극심한 염증으로 고생하던 류머티스성 관절염 환자에게 가뭄의 단비와도 같았다. 사실상 최초의 효과적인 소염제였다. 우리나라에서도 이상의 단편소설 〈날개〉에 등장할 정도로 유명했다. 이렇게 해열진통 소염 작용을 하는 아스피린은 500mg짜리다.

아스피린의 또 하나의 쓰임은 심장마비, 뇌졸중을 일으키는 혈전 생성을 막는 것이다. 혈소판의 혈액 응고 작용을 방해하기 때문에 항혈소판제라고 부른다. 병원에서는 심혈관계 질환이 있는 환자에게 하루에 한 번씩 먹는 저용량 아스피린을 처방한다. 우리나라에서는 100mg짜리를 흔히 사용하지만 의사의 판단으로 더 적거나 많은 용량을 처방할 수 있다. 저용량 아스피린은 원래 어린이용으로 생산했기 때문에 베이비 아스피린이라고도 부른다.

부작용

이런 점을 주의해야 합니다

아스피린은 엔세이드에 속하므로 이부프로펜, 나프록센 등 다른 엔세이드와 함께 먹으면 부작용이 심해져 위험하다. 엔세이드답게 아스피린도 위장장애를 일으키므로 빈속에 먹는 일은 피한다. 저용량 아스피린을 혈전 예방 목적으로 먹을 때는 장기간 매일 복용하게 되므로 위궤양 증상이나 출혈이 없는지 자주 살펴봐야 한다.

아스피린은 혈액 응고를 방해한다. 따라서 계속 복용하면 피부에서든 몸속에서든 상처가 났을 때 피가 잘 멎지 않는다. 그래서 수술 전에 복용을 멈춰야 하는 대표적인 약이다. 일반적으로 수술 1주일 전부터 아스피린을 먹지 않는다.

20세기 후반 아스피린을 복용한 어린이와 청소년의 간과 뇌가 손상되는 라이증후군이 발견되었다. 매우 드물게 발생하지만 사망률이 높아 무서운 병이었다. 그래서 가와사키병 같은 특수한 경우가 아니면 어린이와 청소년은 아스피린을 복용하지 않는다. 대신 아세트아미노펜, 이부프로펜 등 다른 안전한 해열진통제가 많으니 크게 걱정할 필요는 없다.

복용법

이렇게 먹습니다

목적에 따라 용량이 달라지므로 자신이 복용할 아스피린의 용량을 반드시 확인하는 습관을 기르자. 해열, 진통, 소염 목적으로는 성인은 500~1000mg씩 하루 3회까지, 또는 1500mg씩 하루 2회까지 복용한다. 혈전 예방 목적으로는 하루 1회 100mg을 복용한다. 본인이 느끼지 못하더라도 위장장애가 생기므로 식사 후에 복용한다.

아스피린은 현재 일반의약품으로 약국에서 필요할 때 살 수 있다. 해열이나 진통 목적으로 3일 이내 기간에 복용할 때는 스스로 판단해도 되지만, 건강한 사람이 혈전을 예방한다고 저용량 아스피린을 임의로 장기 복용하는 것은 추천하지 않는다. 또한 의사와 상의 없이 임의로 용량을 바꾸면 안 된다.

위장장애가 큰 부작용이다 보니, 오랜 기간 복용해야 하는 저용량 아스피린은 장용정 형태로도 생산되고 있다. 장용정이란 약이 위에서 분해되지 않고 장에서 분해되어 흡수되도록 특수한 코팅을 한 알약이다. 위와 장의 산성·알칼리성 환경이 다르기 때문에 가능한 일이다. 따라서 장용정은 식전에 복용해도 된다.

더 알아보기 1
아스피린의 다른 이름

아스피린은 원래 1899년 처음 판매될 때의 제품명이고, 정확한 성분명은 화학 구조를 반영한 아세틸살리실산이다. 그런데 오랫동안 쓰여 익숙하다 보니 아스피린과 아세틸살리실산이 동의어가 되어버렸다. 우리나라에서도 아세틸살리실산 제제에 성분이 '아스피린'이라고 표기되고 있다. 해외에서는 아세틸살리실산ASA, acetylsalicylic acid이라고 적혀 있으면 아스피린과 같은 약이다.

아스퍼껌과 혈전 예방 효과

과거 미국에는 씹으면 아스피린이 몸에 흡수되는 아스퍼껌Aspergum이라는 제품이 있었다(2006년 생산 중단되었다). 1950년대에 의사 로런스 크레이븐은 편도절제수술을 받은 환자들이 통증을 줄이기 위해 아스퍼껌을 씹자, 수술 상처에 딱지가 덜 생기고 피가 멎지 않는 현상을 눈여겨보았다. 크레이븐은 아스피린이 혈전을 예방한다는 가설을 세워 1,465명에게 아스피린을 복용시키는 임상시험을 했고 효과까지 확인했다. 비록 그의 논문은 거의 읽히지 않는 학술지에 실렸지만 1970~1980년대에 과학자들은 점차 아스피린의 항혈소판 작용에 주목하기 시작했고 더 철저한 대규모 임상시험도 이뤄졌다. 오늘날 전 세계 사람이 작은 알약 하나로 심혈관계 질환을 예방하는 것은 크레이븐의 통찰 덕분이다.

잘 알고 먹어야 하는
피임약

프로게스틴과 에스트로겐

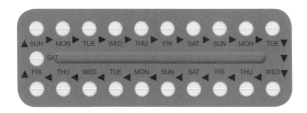

역사적으로 여성의 권리를 지킨 고마운 약이지만
건강상 부작용도 뚜렷하다. 일부 경구피임약은
성호르몬 불균형으로 생긴 질환에도 효과가 있다.
용량을 다르게 해서 갱년기 호르몬 치료에도 쓴다.

대표 제품	머시론정, 마이보라정, 미니보라정, 멜리안정, 에이리스정, 야스민정, 야즈정
용법	매일 같은 시간에 하루 1정, 자세한 방법은 복약지도와 제품설명서를 따름
복용 간격	24시간
임신	X등급
수유	복용 금지
주의점	1. 식사와 관계없이 매일 같은 시간에 복용한다. 다만 밥을 먹거나 우유를 마신 후 복용하면 위장장애를 줄일 수 있다. 2. 35세 이상 흡연자는 절대 복용하지 않는다. 3. 이상 출혈이 있으면 의료진과 상의한다. 4. 항생제, 결핵약을 함께 복용하면 피임 효과가 낮아진다.

알약을 뜻하는 영어 필pill. 수많은 알약 중에 유일하게 더필 the pill이라 부르는 약이 있다. 바로 경구피임약이다.

피임은 인류의 오랜 숙제였다. 고대 이집트와 그리스 시대 사람들은 석류 씨앗, 수은, 고양이 뼈 등 현대인의 눈으로 보기에는 터무니없는 방법을 써가며 임신을 막으려 했다. 이런 노력은 기독교가 종교적 교리로 피임을 금지했어도 멈추지 않았다. 19세기부터 피임에 대한 관심이 다각도로 높아졌고 과학 지식도 늘었다. 성의 자유화와 남녀 평등을 향한 목소리가 커졌다. 인간의 자유 의지 측면에서 지그문트 프로이트는 "이론적으로 볼 때 인간의 생식 활동이 자발적이며 의도적인 행위로 승격된다면 그것은 인류의 위대한 승리일 것이다"라고 말했고, 사회학적 관점으로 토머스 맬서스는 《인구론》에서 "인구 증가를 통제하지 않으면 식량이 부족해질 것"이라고 예측했다.

하지만 성에 대한 인식 변화에 반해 사회 제도는 이를 뒤따라가지 못했다. 1950년대 미국에서는 타인에게 피임 기구나 약물을 제공하면 벌금을 내거나 감옥에 갔다. 그래서 최초의 경구피임약 에노비드의 임상시험은 미국이 아닌 서인도제도 푸에르토리코에서 이루어졌다. 미국에서 경구피임약이 처음 시판 허가를 받을 때는 법을 우회하기 위해 월경조절제라는 가면을 써야 했다. 에노비드는 1960년에야 경구피임약으로 미국 FDA의 공식 허가를 받았고 곧바로 널리 쓰이기 시작했다. 이전부터 꿈틀대고 있던 성 혁명에 불이 붙었다.

경구피임약의 등장으로 임신을 걱정하지 않고 성관계를 가질 수 있게 되었다. 20세기 초부터 콘돔이 보급되기는 했지만 경구피임약은 피임 여부를 남성이 아니라 여성이 결정한다는 점에서 달랐다. 스스로 임신과 출산을 통제하고 계획할 수 있게 되자 대학원에 진학하고 직장에서 오래 일하는 여성이 많아졌다. 현재는 수십 년 전보다 훨씬 많은 여성이 다양한 직종에 종사한다. 경구피임약은 병을 치료하거나 수명을 늘리지는 않지만 인간 사회에 어느 약보다 지대한 영향을 끼친 약이다.

작용

이 약은 이런 일을 합니다

경구피임약은 실패 확률이 약 0.3%로 배란을 억제하고, 자궁 경부 점액의 성질을 변화시켜 정자의 침입을 막는다. 성호르몬 수치를 바꿔 몸이 임신한 상태라 착각하게 만든다고 보면 된다.

에스트로겐과 프로게스테론은 여성의 난소에서 분비되는 대표적인 성호르몬이다. 성호르몬 제제인 피임약에는 이 에스트로겐 역할을 하는 물질과 프로게스테론 역할을 하는 물질이 하나 또는 둘 다 들어 있다. 시중에 나와 있는 여러 제품은 프로게스틴의 종류와 용량, 에스트로겐과의 비율을 다르게 한 것이다. 편의상 에스트로겐, 프로게스테론이 들어 있다고 말하기도 한다. 여기까지는 한 번쯤 들어봤을 것이다. 그런데 막상 피임약 겉포장에서 성분명을 찾으면 에스트로겐, 프로게스테론과 비슷해 보이는 성분이 있기도 하고 전혀 상관 없어 보이는 성분도 있다. 이름부터 헷갈리기 쉬우니 용어 먼저 정리해보자.

프로게스테론과 비슷한 작용을 하는 약 중에서 인공적으로 합성한 것을 프로게스틴이라 부른다. 피임약에 쓰이는 프로게스틴의 종류로 게스토덴, 드로스피레논, 데소게스트렐, 레보노르게스트렐 등이 있다. 한편 에스트로겐은 하나의 물질이 아니라 화학 구조와 기능이 비슷한 여러 물질을 통틀어 부르는 이름이다. 이름도 서로 비슷한 에스트론, 에스트라디올, 에스트리올이 사람의 몸에 자연적으로 존재하는 에스트로겐이다. 인공적으로 합성한 에스트로겐 중에서 오늘날 피임약에 들어가는 성분은 에티닐에스트라디올과 에스트라디올발레레이트다. 주로 에티닐에스트라디올을 많이 쓴다.

경구피임약은 피임 목적 외에 성호르몬 불균형으로 생긴 질환을 치료하는 데에도 쓰인다. 특히 지난 수십 년 동안 플라스틱 사용이 늘고, 가축에 성장호르몬을 투여하고, 환경오염이 계속되면서 최근 성호르몬 불균형 환자가 크게 늘었다. 월경이 불규칙하거나 생리통이 심한 사람은 몸에 다른 문제가 있을 수 있으니 산부인과에서 한 번쯤 검진을 받기를 바란다. 병원에서는 환자의 전체적인 건강 상태를 살핀 후 심한 월경전증후군, 다낭성난소증후군, 자궁내막증, 여드름 등에 경구피임약을 처방한다.

부작용

이런 점을 주의해야 합니다

경구피임약은 장점이 뚜렷하고 사회 전반에 큰 영향을 끼쳤기 때문에 긍정적으로 이야기될 때가 많다. 그러나 건강상 단점도 뚜렷하고 사람에 따라 매우 위험해서 복용을 금지하기도 한다. 개개인이 단점을 잘 살펴보고 그것을 능가

하는 장점이 있는지 충분히 고민해야 한다. 일부 경구피임약은 약국에서 쉽게 살 수 있지만 전문가와도 상담하면 좋겠다(참고로 미국에서 사후피임약은 처방전 없이도 살 수 있지만, 매일 복용하는 피임약은 처방전이 있어야 살 수 있다. 그 정도로 신중하게 결정해야 한다는 뜻이다).

가장 문제가 되는 부작용은 혈전이다. 에스트로겐에는 혈액 응고를 부추기는 작용이 있다. 조금씩 만들어진 혈전이 온몸의 혈관 속을 돌아다니다가 중요한 혈관을 막으면 사망에 이를 수도 있다. 고혈압과 혈관 질환의 위험도 있다. 특히 35세 이상 흡연자는 에스트로겐이 함유된 경구피임약을 먹을 시 비흡연자보다 혈전이 더 잘 생기므로 절대 복용하면 안 된다. 고혈압, 당뇨가 있거나 가족력이 있어도 조심해야 한다. 자신에게 혈전이 생길 가능성이 어느 정도인지 스스로 살피고 복용 전에 전문가와 상담하기를 권한다.

또한 자신이나 가족이 유방암, 자궁내막암에 걸린 적이 있는 사람은 에스트로겐 성분이 암을 부추길 수 있으므로 복용하지 않는 편이 낫다.

성호르몬은 온몸을 돌아다니며 여러 가지 작용을 한다. 따라서 경구피임약이 성호르몬에 변화를 주면 몸이 적응하는 데 시간이 걸린다. 메스꺼움, 우울감, 체중 증가, 두통, 복통, 유방통, 부정출혈 등의 불편한 부작용은 개인차가 있지만 보통 1주일에서 2개월이면 없어진다. 만약 없어지지 않으면 다른 약으로 바꾸는 것이 좋으니 병원이나 약국에 문의하자. 그리고 임신, 수유 중에는 복용을 금지한다.

(복용법)

이렇게 먹습니다

피임약은 피임하고 싶은 날 하루만 먹는다고 갑자기 효과가 생기는 약이 아니다. 복용법을 확실히 지켜야 한다.

경구피임약은 매일 일정한 시간에 1알을 복용한다. 포장 상자를 열어보면 작은 알약이 칸칸이 따로 포장되어 있을 것이다. 은박을 뚫고 알약 하나를 꺼내 복용한다(이런 방식의 포장을 PTP 포장 또는 블리스터 포장이라 한다). 포장에는 알약 하나당 숫자나 요일이 표기되어 있다. 잊지 않고 매일 1알씩 복용하게 하기 위해서다.

제품에 따라 약간의 차이가 있지만 보통 21일 동안 매일 같은 시간에 복용하고 7일을 휴약한다. 약을 먹지 않는 7일 사이에는 생리가 시작되고 생리주기는 28일째로 맞춰진다. 어떤 제품은 28일분이 들어 있기도 하다. 복용을 쉬어야 하는 7일 동안 몸에 무해한 가짜 약을 복용하는 것이다. 약을 매일 복용하는 습관을 들이려는 제약사의 노력이다.

경구피임약과 다른 약을 함께 복용하는 경우에는 주의해야 한다. 예를 들어 항생제나 결핵약을 복용 중이라면 피임 효과가 뚜렷하게 약해진다. 따라서 경구피임약을 복용하는 동안에 다른 약을 먹어도 되는지 의사에게 문의하도록 한다.

더 알아보기 1

경구피임약의 '경구'란?

경구는 입(구강)으로 투여한다는 뜻이다. 먹는 약은 전신에 작용하는 약 중에 가장 간편한 형태라 할 수 있다. 이를테면 주사는 주사기, 소독제 등이 필요하고 전문 인력이 투여하는 것이 안전하다. 피부를 뚫는 침습적 투여는 약 자체와 무관하게 감염 같은 문제가 생길 수 있기 때문이다.

경구피임약과 같은 성분을 주사, 임플란트, 패치, 피임링, 자궁 내 장치IUD로도 투여할 수 있으므로 몇몇 선택지를 비교할 수 있겠다. 단 이렇게 호르몬을 이용한 피임법으로 임신은 피할 수 있지만 성병 전염은 막을 수 없다는 사실을 기억하자.

응급 사후피임약

사후피임약은 성관계 후에 복용하는 약이다. 여기에 사용하는 성분은 레보노르게스트렐(프로게스틴), 울리프리스탈아세테이트(프로게스테론을 억제하는 물질)다. 한 번 복용으로 효과를 내는 사후피임약은 프로게스틴의 용량이 경구피임약보다 열 배 이상 많다. 따라서 메스꺼움, 구토, 어지러움, 두통, 복통, 유방통, 부정출혈, 생리주기 교란 등 부작용이 심하다. 한 번만 복용해도 몸에 큰 부담이 되니 꼭 필요할 때만 처방받자.

집에서 확인하는
임신진단테스트기

hCG 항체

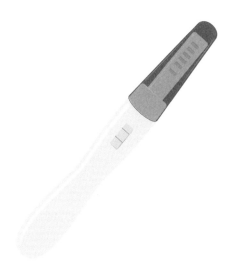

임신진단테스트기는 소변으로 임신 여부를 확인한다.
두 가지 제품군으로 나뉘는데 하나는 감도가 아주 높아서
생리예정일 4~5일 전부터 사용하는 제품이고,
다른 하나는 감도가 조금 낮아서 생리예정일이 되어야
사용하는 제품이다.

대표 제품	굿뉴스얼리체크, 원체크원, 아프로테패스트체크
사용법	아침 첫 소변을 충분히 적시고 평평한 곳에 놓는다. 3~5분이 지나면 결과를 판독한다.
사용 시기	생리예정일 이후 또는 마지막 성관계 2주 후
검사 간격	48~72시간
주의점	1. 테스트기는 습기에 민감하므로 사용 직전에 개봉한다.
	2. 임신 초기에는 결과가 비임신으로 나올 수 있으므로 48~72시간 후 다시 검사한다.
	3. hCG가 함유된 배란유도제를 복용하는 중이라면 임신이 아닌데도 임신이라고 나올 수 있다.
	4. 자궁외임신, 융모성 질환, 비임신성 종양이 있는 경우에도 hCG가 분비되어 테스트기가 반응할 수 있다.
	5. 제품에 따라 구체적인 사용법이 조금씩 다르니 설명서를 참고한다.

저녁 시간, 혼자 있는 약국에 여자 손님이 들어와 임신진단 테스트기를 찾았다. 두 가지 제품이 있고 가격 차이가 난다고 설명한 후 어느 것을 원하는지 물었다. 그런데 마침 바깥에서 남자 손님이 약국 문을 열고 들어오려 했다. 여자 손님은 당황한 표정으로 "빨리요"라고 재촉했다. 본의 아니게 시간을 끈 것이 미안해서 이런 경우에 쓰려고 준비한 검은 비닐봉지에 테스트기를 넣어 건넸다.

이렇게 미혼이거나 임신을 계획하지 않은 여성은 임신진단테스트기를 사는 것부터 난감해하는 경우가 많다. 당황해서 아무도 없는 약국을 찾아 돌아다녔을 심정이 이해가 간다.

가정용 임신진단테스트기는 미국에서 1977년에 처음 출시되었다. 처음에는 사용법도 어렵고 검사 후 결과를 확인할 때까지 2시간이나 걸렸다. 다행히 나중에는 기술이 발달해 정확도가 높아지고 가격도 저렴해졌다. 이제는 매번 산부인과에 가는 번거로움 없이 집에서 개인적으로 임신 여부를 확인할 수 있다. 사회의 불편한 시선은 사라지지 않았지만 말이다.

이 기기는 이런 일을 합니다

수정 후 약 7~10일째에 수정란이 자궁 내막에 착상하면 태반에서 인간 융모성 생식선 자극호르몬hCG이 분비된다. hCG는 임신 8~10주까지 황체의 기능을 유지해 임신을 지속하는 데 중요한 역할을 한다. 따라서 임신 초기에는 hCG가 하루가 다르게 쑥쑥 늘어난다. 임신진단테스트기는 이 hCG가 소변에서 검출될 정도로 많아지면 길쭉한 막대기 하나로 임신을 확인하는 테스트기다.

모든 임신진단테스트기 겉포장에는 성분명이 인간 융모성 생식선 자극호르몬 항체라고 적혀 있다. 그러니까 테스트기에는 호르몬이 아니라 호르몬 항체가 들어 있다는 뜻이다. 그렇다면 항체란 무엇일까?

예방주사에 관해 이야기할 때 항체라는 용어를 들어봤을 것이다. 이를테면 수두 바이러스가 처음 들어오면 우리 몸은 위험한 침입자와 싸우는 과정에서 수두 바이러스 항체를 만든다. 이 항체는 수두 바이러스를 찾아내고 표시해서 다른 세포가 바이러스를 공격하도록 돕는다. 바이러스를 물리치고 건강해진 뒤에도 우리 몸에는 이 항체가 남아 있어서, 같은 바이러스가 또 들어왔을 때 처음보다 훨씬 빠르게 제거한다. 그래서 수두에 한 번 걸렸던 사람은 같은 병에 다시 걸리지 않는다. 수두 환자와 접촉한 상황에서도 말이다. 이럴 때 수두에 면역이 생겼다고 말한다.

면역계의 이 현상을 항원-항체 반응이라고 한다. 위의 예에서는 수두 바이러스가 항원이고, 이에 반응해 우리 몸에서 만들어진 게 수두 바이러스 항체다. 면역계의 항원-항체 반응은 몸에 침입한 이물질에 국한된 것이지만 단백질끼리의 화학반응이므로 더 일반적인 개념으로 확장할 수 있다. 항원-항체 반응의 특별한 점은 수많은 물질을 섞어놓아도 마치 열쇠와 자물쇠처럼 항체가 특정 항원에만 결합한다는 사실이다. 그렇다면 찾아내고자 하는 물질을 항원으로 해서 그에 대응하는 항체를 만들면 아주 간단한 검출법이 완성된다.

이 반응은 진단 시약에 활발하게 쓰고 있고, 임신진단 테스트기도 그중 하나다. 임신을 하면 임신하지 않은 상태보다 hCG가 급격히 증가하므로, 테스트기 검사 부위에 소변을 묻히고 hCG 항체에 일정량 이상의 hCG(항원)가 결합하는지 검사하는 것이다.

이런 점을 주의해야 합니다

임신진단테스트기는 몸에 투여하는 것이 아니라 소변을 이용해 검사하는 체외진단용 의료기기이므로 부작용이 없다. 다만 정해진 사용법과 다르게 쓰면 결과를 믿을 수 없고 아까운 돈과 노력만 날리게 된다.

이렇게 씁니다

임신진단테스트기는 습기에 민감해서 밀봉된 포장 안에 방습제와 함께 들어 있다. 따라서 사용 직전에 개봉한다. 생리 예정일 이후 또는 마지막 성관계 2주 후에 쓴다. 우선 아침 첫 소변을 테스트기 검사 부위에 충분히 적시고 평평한 곳에 놓는다. 3~5분이 지나면 결과를 판독한다.

결과를 볼 때는 대조선과 검사선을 확인한다. 테스트기의 판독창에는 대조선C와 검사선T 자리가 있다. 대조선은 무조건 생겨야 한다. 만약 대조선이 생기지 않으면 테스트기가 불량이라는 뜻이다. 대조선과 검사선이 둘 다 보이면 임신일 가능성이 높다. 하지만 제품마다 사용법이 조금씩 다르니 설명서를 반드시 읽도록 한다.

소변 속의 hCG 농도가 높을수록 검사선이 진하게 나타난다. 임신 3~4주에는 hCG 농도가 낮아서 검사선이 아주 흐리게 보이기도 한다(마지막 생리시작일부터 날짜를 센다). 이럴 때는 2~3일 후에 다시 검사해본다. 테스트기는 일회용이니 한 번 쓰고 버리고 새것으로 다시 검사해야 한다. 검사선은 점점 진해져서 나중에는 대조선보다 진해진다. hCG 농도는 임신 9~12주에 최고치를 찍고 줄어든다. 따라서 임신 9~12주까지는 검사선이 계속 진해지는 것이 정상이다.

또한 같은 날 성관계를 했어도 사람에 따라 착상이 빠르게 될 수도 있고 느리게 될 수도 있다. 착상이 느리게 되면 hCG 농도가 천천히 높아지므로 생리예정일이 되어도 테스트기 결과가 비임신일 수 있다.

아침 첫 소변을 사용하는 것은 일반적으로 아침이 사람의 소변이 가장 농축된 시간이기 때문이다. 하지만 자는 도중에 일어나서 물을 많이 마시면 소변이 희석된다. hCG 농도도 같이 낮아지므로 임신인데도 결과가 비임신으로 나올 수 있다. 배란유도제를 복용했거나 정상적인 임신이 아닌 자궁외임신이거나 융모성 질환, 비임신성 종양이 있어도 임신이라는 결과가 나올 수도 있다.

임신진단테스트기는 간편하고 정확하지만 최종 임신 확인은 산부인과 전문의에게 받도록 한다. 참고로 병원에서도 임신 초기에 hCG의 농도가 높아진다는 사실을 이용해 임신을 진단한다. 팔의 정맥에서 피를 뽑아서 hCG의 농도를 잰다. 소변보다 피로 검사할 때 임신 여부를 더 일찍 알 수 있다.

더 알아보기 1
임신진단테스트기를 사는 곳

2014년부터 임신진단테스트기를 약국이 아닌 편의점, 온라인몰에서도 살 수 있다. 테스트기는 의약품이 아니라 의료기기이기 때문에 의료기기 판매 허가만 받으면 된다.

더 알아보기 2
항체를 활용한 약

항체는 암, 자가면역질환 등 질병의 치료에도 활용되고 있다. 예를 들어 자가면역질환인 크론병에 아달리무맙 항체를 쓴다(제품명: 휴미라). 이처럼 항체로 이루어진 약이나 백신을 생물학적 제제biologics라고 부른다. 생물학적 제제는 생물에서 유래했기 때문에 체내에서 작용하는 과정에서 화학물질로 된 약과 다른 종류의 부작용, 독성, 반응을 일으킨다. 전통적인 약과 특징이 다르므로 신중하게 관리하고 투여해야 한다.

이처럼 항원-항체 반응을 이해해 두면 면역계, 백신, 임신진단테스트기, 일부 항암제가 작동하는 원리까지 파악할 수 있다.

더 알아보기 3

다양한 진단 키트

혈액형 검사, B형 간염 진단에서도 임신진단테스트기와 같이 항원-항체 반응을 활용한다. 마약 검사에서는 소변의 항원-항체 반응으로 마약 성분을 검출한다(단, 소변 검사는 며칠이 지나면 마약의 흔적이 사라진다).

반면 머리카락으로 하는 마약 검사는 화학적으로 물질을 분리하고 성질을 분석해 어느 물질인지 찾아내는 크로마토그래피와 질량 분석법을 사용한다. 머리카락에는 약 90일 동안 마약을 복용한 자취가 남아 있다.

현재 우리나라에서 사용되고 있는 코로나 바이러스 진단 키트는 코와 목에서 샘플을 채취하고 그 속에 바이러스가 있는지 없는지를 검사해 감염 여부를 확인한다. 이 진단 키트는 실시간 역전사 중합효소 연쇄반응real time RT-PCR을 이용해 아주 적은 양의 바이러스도 찾아낼 수 있다. 먼저 샘플에서 RNA를 추출한다. 여기에 바이러스 RNA가 존재할 경우, 역전사 중합효소를 넣으면 일부분이 DNA로 바뀐다. 이 DNA를 대량으로 복제해서 검출한다. 복제가 진행되는 중에도 바이러스 DNA의 양을 실시간으로 확인할 수 있으므로 신속한 판단이 가능하다.

악마의 약이라 부르는
스테로이드

프레드니솔론

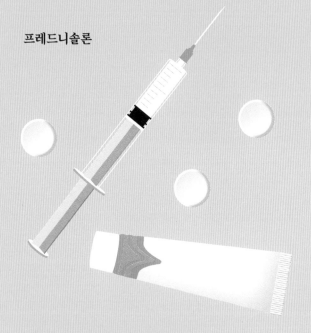

면역 반응을 억제하고 염증을 가라앉힌다. 부신이
정상적으로 기능하지 않을 때나 각종 염증 질환에
사용한다. 먹는 약으로 두루 쓰이고, 눈에 생긴 염증에는
안연고나 점안액 형태로 습진, 피부염, 건선에는 피부에
바르는 연고나 크림 형태로 처방한다.

대표 제품	소론도정5mg, 코러스프레드니솔론정5mg
용법	성인 하루 5~60mg을 1~4회 분할 복용
복용 간격	6~24시간
24시간 최대 용량	60mg
임신	C등급 (임신 1기에는 D등급)
수유	수유 중단
주의점	1. 의사와 상의 없이 오랜 기간 복용하면 안 된다. 2. 위장장애가 생길 수 있다. 증상이 심하면 의료진과 상의한다. 3. 녹내장 환자는 안압이 높아질 수 있으므로 의료진에게 미리 알린다. 4. 감염에 취약해질 수 있으므로 많은 사람이 모이는 곳을 삼간다. 5. 의사와 상의 없이 백신을 투여받지 않는다.

일상생활에 꼭 필요한, 자주 쓰는 약

제35대 미국 대통령 존 F. 케네디의 이름을 들으면 진취적이고 혈기왕성한 지도자가 떠오를 것이다. 그런데 사실 케네디는 어려서부터 몸이 많이 아팠고 병원을 자주 드나들었다. 여러 가지 만성 질환을 앓는 바람에 대통령 시절에는 알약을 하루에 10개 이상 복용했다고 한다. 케네디가 앓던 병 중 하나가 희귀 질환인 애디슨병이다. 애디슨병에 걸리면 부신이 호르몬을 충분히 만들지 못한다. 이 호르몬은 생명을 유지하는 데 필수이므로, 부족해진 호르몬을 평생 보충해줘야 한다.

부신이 무슨 일을 하고 어떤 물질을 분비하는지는 20세기 전반에 걸쳐 연구되었다. 소의 부신에서 추출한 코티손이라는 물질을 1948년 중증 류머티스 관절염 환자에게 사흘 동안 매일 투여했더니, 5년 동안 침대를 벗어나지 못했던 환자가 외출해서 3시간 넘게 쇼핑을 할 정도로 나아졌다. 적어도 투여하는 동안에는 염증이 씻은 듯이 없어지는 기적의 약이었다. 그러나 몇 년이 지나자 오랜 기간 투여한 환자에게 갖가지 부작용이 나타났다. 잠깐 불편한 정도가 아니라 돌이킬 수 없는 부작용이 한두 가지가 아니었다. 이 기적의 약이 오늘날 꼭 필요할 때만 사용해야 하는 스테로이드다.

케네디에게 투여했던 것도 스테로이드 약이었다. 케네

디는 스테로이드 약 덕분에 사회생활을 계속할 수 있었지만 그 대가로 불안, 공황장애, 불면증, 성욕 증가 등을 견뎌야 했다.

나중에는 코티손보다 약효가 더 강하고 상대적으로 부작용이 덜한 스테로이드 약이 많이 개발되었다. 프레드니솔론prednisolone은 그중 하나다.

(작용)

이 약은 이런 일을 합니다

부신은 신장 위에 붙어 있는 작은 기관이다. 주된 기능은 여러 종류의 호르몬을 만드는 것이다. 부신은 구조적으로 피질과 수질로 나눠지는데, 그중에서 특히 부신 피질에서 만드는 호르몬은 글루코코르티코이드, 미네랄코르티코이드, 안드로겐 세 가지다. 셋 다 스테로이드 호르몬에 속한다.

부신 피질 호르몬은 당, 지방, 단백질의 대사, 면역 반응 억제, 염증 억제, 혈액 속의 미네랄 균형 조절 등 생명 유지에 필수적인 일을 담당한다. 건강한 사람은 부신 피질에서 적정량의 호르몬을 분비하고 이 호르몬이 혈액과 체액을 통해 온몸으로 퍼져 수많은 작용을 한다. 프레드니솔론 같은 스테로이드 약은 바로 이 부신 피질 호르몬과 화학 구조가 비슷하다.

프레드니솔론은 주로 염증을 가라앉히기 위해 사용한다. 염증은 무조건 나쁜 것이 아니라, 세포가 손상되었을 때 면역계가 몸을 보호하기 위해 일으키는 정상적인 반응이다. 그런데 면역계가 비정상적으로 움직여서 위험할 정도로 염증이 급격히 많아지기도 한다. 이때 프레드니솔론을 써서 염증을 줄인다. 습진, 아토피피부염, 건선, 알레르기, 천식, 결막염, 알레르기성비염, 갑상선안병증, 관절염, 궤양성대장염, 난청, 백혈병 등 무척 다양한 경우에 사용한다. 질병의 원인을 바로잡기보다는 강력한 소염 작용을 통해 증상을 완화한다.

이부프로펜 같은 엔세이드가 여러 가지 작용을 동시에 하기는 하지만, 스테로이드 약과 비교하면 새 발의 피다. 스테로이드 약은 당, 지방, 단백질의 대사, 면역 반응, 염증, 미네랄 균형 조절에 관여하므로 원하는 효과(주로 염증 억제)와 더불어 무수히 많은 부작용이 딸려온다.

이런 점을 주의해야 합니다

의사의 처방으로 며칠 동안 저용량을 복용한다면 부작용을 크게 걱정하지 않아도 된다. 부작용이 있더라도 가벼운 불편함에 그친다. 문제는 장기간이나 조금씩 자주 복용할 때다.

프레드니솔론의 알려진 부작용으로는 골다공증, 당뇨, 녹내장, 백내장, 시야 흐려짐, 고혈압, 위장장애, 구토, 두통, 어지러움, 불면증, 우울, 불안, 여드름, 두드러기 등이 있다. 부작용이 이렇게나 많고 심하다니 무서워서 어떻게 먹나 싶지만 이 모든 부작용이 모든 사람에게 한꺼번에 나타나지는 않는다. 하지만 병 때문에 어쩔 수 없이 프레드니솔론을 오래 복용한다면 이 중에 몇 가지 이상을 겪을 가능성이 크다.

스테로이드 약의 부작용으로 유명한 쿠싱증후군은 스테로이드 약이 체지방을 얼굴과 몸통으로 이동시키기 때문에 발생한다. 팔다리가 가늘어지고 몸통과 얼굴에 통통하게 살이 찐다.

부작용이 있더라도 생존과 삶의 질에 더 도움이 된다고

판단되면 스테로이드 약을 투여한다. 이를테면 천식 환자는 당장 기도가 부어서 숨을 못 쉬니 스테로이드를 써서 기도의 염증을 가라앉힌다.

스테로이드 약을 사용하면 모든 종류의 염증이 바로 가라앉는다. 따라서 환자가 빨리 나았다고 느낀다는 이유로 처방이 남용되는 문제가 있다. 예를 들어 감기몸살로 목이 많이 부었다고 하자. 인후염이 만성화되거나 다른 합병증으로 발전할 위험이 있는 경우에는 프레드니솔론을 처방한다. 그런데 감기가 저절로 나을 수도 있고 아직 위험 징후가 보이지 않는데도 몇몇 병원은 프레드니솔론을 너무 빨리 처방하는 경향이 있다. 효과가 빠르기 때문이다.

부작용이 워낙 심하기 때문에 스테로이드 약은 거의 병원에서 처방받아야 하는 전문의약품이다. 예외적으로 약효와 부작용이 약한 편인 몇몇 연고, 크림, 로션은 일반의약품으로 약국에서 아무 때나 살 수 있다.

이렇게 먹습니다

프레드니솔론은 1알이 5mg으로 성인의 경우 5~60mg을 하루 1~4회로 나눠 복용한다. 증상과 나이에 따라 용량을 조절한다.

오래 복용할 때 부작용이 심해지므로, 집에 약이 있다고 해서 의사와 상의 없이 먹으면 안 된다. 의사가 정한 복용법을 철저히 지키는 일이 무엇보다 중요하다.

프레드니솔론을 비롯한 스테로이드 약은 특히 복용을 중단하는 과정도 주의해야 한다. 몸이 나아졌다고 바로 끊으면 큰일나기 때문이다. 구체적인 사례를 들자면 안과에서 수술 후 스테로이드 약을 복용할 때 다음과 같이 정량 복용에서 시작해 점점 줄이다가 끊을 수 있다.

1~2주차: 하루 2회 10mg씩 총 20mg

3~4주차: 하루 1회 15mg

5~6주차: 하루 1회 10mg

7~8주차: 하루 1회 5mg

스테로이드 약은 부신에서 자연적으로 생산하는 스테로이드 호르몬과 아주 유사한 물질이다. 따라서 몇 주 이상 연속으로 투여할 경우 몸이 그 상태에 적응하고 부신의 호르몬 생산량을 줄인다. 그런 상태에서 갑자기 약을 끊으면 극심한 피로, 근육통, 관절통, 메스꺼움, 식욕 저하, 어지러움을 겪는다. 따라서 서서히 용량을 줄이면서 부신에게 호르몬 생산량을 늘릴 시간을 줘야 한다(이를 점진적 감량 요법이라고 한다. 전문가들은 테이퍼링tapering이라는 용어도 쓴다). 너무 빨리 감량해도 부작용이 나타날 수 있다. 감량 중에 부작용이 생기면 약을 처방한 의사에게 곧바로 알려 용량을 다시 조절하도록 한다.

임신부가 프레드니솔론을 복용하면 태아에게 해롭지만, 치료가 더 중요할 경우에는 부득이하게 처방한다. 프레드니솔론을 비롯한 스테로이드 약은 모유로 옮겨가므로 투여 중에는 수유를 중단한다.

또한 프레드니솔론은 면역 반응을 억제한다. 복용 중에는 면역력이 약해지고 세균이나 바이러스 감염에 취약해질 수 있다. 많은 사람이 모이는 곳이나 감염자와의 접촉을 삼가면 좋다. 만약 백신을 맞을 예정이라면 의사와 미리 상의한다.

더 알아보기 1

바르는 스테로이드

연고, 크림, 로션 등 바르는 스테로이드는 염증을 없애고 각종 피부 질환을 치료한다. 피부에 바르면 온몸으로 퍼지기보다는 그 지점에 집중적으로 작용하므로 주사나 먹는 약보다 덜 위험하다고 여겨진다. 그래서 의사의 처방전 없이 살 수 있는 일반의약품으로 약국에서 판매하고 있다.

사실 바르는 스테로이드는 각종 피부 질환의 증상을 마법처럼 곧바로 가라앉혀 준다. 하지만 보통 그만 바르면 증상이 다시 나타난다. 그리고 오랜 기간 계속 바르면 피부가 얇아지고 햇빛에 착색되는 등 부작용이 생긴다. 간단한 피부 질환이라도 의사, 약사와 상의해서 꼭 필요할 때 필요한 양만 쓰도록 하자.

더 알아보기 2

다른 스테로이드 성분들

미국 드라마 〈닥터 하우스〉에는 프레드니손이란 이름의 약이 자주 나온다. 프레드니솔론과 상당히 비슷한데 무슨 관계가 있을까? 프레드니손은 우리 몸에 들어와서 간의 특정 효소와 만나 프레드니솔론으로 바뀐다. 그리고 프레드니솔론으로 바뀐 다음에야 약효를 낸다. 둘은 사실상 같은 약인 것이다.

이름이 비슷한 다른 약으로 메틸프레드니솔론이 있다. 이것 역시 스테로이드 약이다. 화학 구조상으로 프레드니솔론에 탄소 1개와 수소 3개가 더 붙었을 뿐이라 이름이 비슷하지만 엄연히 다른 약이고, 프레드니솔론보다 약효가 더 강하다. 메틸프레드니솔론이 함유된 약은 모두 전문의 약품이다.

코티손은 사람의 몸에 원래 존재하고 기능하는 물질이다. 스테로이드 약을 사용하기 시작한 초창기에는 코티손을 주로 썼다. 그런데 얼마 안 있어 코티손이 몸속에서 하이드로코티손으로 바뀐 상태로 약효를 발휘한다는 사실이 밝혀졌다. 그래서 하이드로코티손을 약으로 더 자주 사용하게 되었다. 케네디가 복용한 스테로이드 약도 하이드로코티손이다.

이후에 코티손과 하이드로코티손을 화학적으로 조금씩 변형하면서 약효가 더 강하고 부작용이 적은 성분을 찾아나갔다. 오늘날에는 일일이 나열하기 어려울 정도로 많은 스테로이드 성분이 개발되었고 프레드니솔론, 덱사메타손, 베타메타손, 트리암시놀론(오라메디연고의 성분), 부데소니드(주로 천식 치료에 쓰임), 플루티카손(주로 천식 치료에 쓰임) 등의 스테로이드 약이 널리 쓰이고 있다.

더 알아보기 3

스포츠계에서 스테로이드를 금지하는 이유

도핑이란 운동선수가 운동 능력을 향상시키는 금지 약물을 복용하는 일을 가리킨다. 금지 약물은 크게 스테로이드류와 교감신경 흥분제(성분명 예: 슈도에페드린)로 이루어져 있다. 스테로이드 약은 근육을 키우고 힘을 강화해서 운동 성적을 좋게 만든다. 하지만 스포츠 정신에 어긋나고 약물 부작용이 심하기에 운동선수에게 금지되었다. 과거 캐나다의 유명한 육상선수였던 벤 존슨은 1988년 서울 올림픽 100m 달리기에서 금메달을 땄지만, 도핑테스트에서 여러 가지 스테로이드 약을 복용한 사실이 드러나 금메달을 반납해야 했다. 치료 목적이 아닌 스테로이드 투여는 무엇보다 건강을 해칠 수 있어 위험하다는 사실을 명심하자.

항생제에 대한
오해와 진실

아목시실린

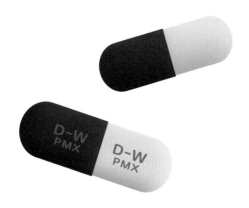

세균의 성장과 활동을 억제해서 각종 감염증을 치료한다.
항생제이므로 반드시 의사의 처방을 받아야 한다.
다양한 세균에 효과가 있기 때문에 이비인후과, 치과,
내과, 소아청소년과 등에서 심심치 않게 처방된다.

대표 제품	아목사펜캡슐, 파마아목시실린캡슐500mg, 오구멘틴정375mg·625mg, 크라목신건조시럽(4:1), 맥시크란정, 파목클정, 파목신, 설타목스
용법	체중 20kg 이상: 250~500mg씩 하루 3회 20kg 미만: 1kg당 20~40mg씩 하루 3회
복용 간격	8시간
24시간 최대 용량	4000mg
임신	B등급
수유	모유를 먹인 직후에 약을 복용하고 다음 수유까지 간격을 3~4시간 둔다.
주의점	1. 임의로 복용을 중단하지 않는다. 2. 설사가 생길 수 있다. 구역질, 속쓰림 등이 계속되면 의사에게 문의한다. 3. 알레르기 반응이 생기면 복용을 멈추고 병원에 간다. 4. 경구피임약 효과가 감소할 수 있다. 5. 아목시실린-클라불란산 복합 제제는 습기에 약하므로 복용 직전에 개봉한다.

옛날에는 세균에 감염되면 대개 끙끙 앓다가 죽었다. 운이 좋은 사람만 살아남았다. 전쟁에서 싸우다 부상을 입어도 상처 때문이 아니라 상처에 감염이 생겨서 죽는 사람이 훨씬 더 많았다. 어린아이가 바늘에 손이 찔렸다가 감염으로 죽을 수도 있었다. 요즘 같으면 상상하기 힘든 일이다.

항생제를 발견한 이후로 인간의 평균 수명은 늘어났다. 예전에는 걸리면 반드시 죽었던 병도 항생제를 적절히 투여하면 완치되었다. 인류는 곧 세균을 정복할 것이라 생각했다. 과학자들은 적용 범위가 다른 항생제를 100가지 넘게 개발해냈다. 그중 대표적인 페니실린계 항생제가 아목시실린amoxicillin이다. 그런데 생각지 못한 일이 벌어졌다.

인간은 태어난 지 20~30년이 지나야 자식을 낳는데 세균은 번식하는 데 보통 24시간도 채 안 걸린다. 세균이 인간보다 훨씬 빠른 속도로 진화하는 것이다. 인간이 항생제로 세균을 박멸할 기세로 공격하자 세균은 가만있지 않았다. 예를 들어 페니실린계 항생제의 분자 구조에는 약효를 내는 데 반드시 필요한 고리 모양의 구조가 있다(베타락탐 고리라 한다). 페니실린계 항생제가 널리 쓰이자 일부 세균은 이 고리 모양 구조를 분해하는 효소를 만들기 시작했다. 세균이 항생제에 내성 또는 저항성을 가지게 된 것이다. 효소를 지닌 세균은 항생제의 공격을 막아내고 살아남았고 효소가 없는 세균보다 급속도로 많아졌다.

여기에 대응해서 인간도 세균의 효소 작용을 막는 물질을 찾아냈다. 그중 하나가 클라불란산이다. 클라불란산은 혼자서 세균을 죽이지는 못하지만, 셜록 홈스를 돕는 존 왓슨처럼 페니실린계 항생제를 돕는다. 오늘날 처방되는 아목시실린은 대부분 아목시실린과 클라불란산이 함께 들어 있는 복합 제제다. 저항성이 생긴 세균도 처리할 수 있도록 말이다.

(작용)

이 약은 이런 일을 합니다

세균의 성장이나 활동을 억제하는 것을 항균 작용이라고 부른다. 항생제가 하는 일이 바로 항균 작용이다.

세균은 1개의 세포로 이뤄져 있다. 세균의 세포벽은 세포의 모양을 유지하고 세포를 보호하므로 생존에 필수적이다. 이 세포벽은 한번 만들어지면 영원히 쓰이는 것이 아니라 마치 손톱처럼 쉬지 않고 일부분은 분해되고 일부분은 새로 만들어진다. 아목시실린을 비롯한 페니실린계 항생

제는 바로 이 세포벽을 만드는 생화학반응 중 하나를 방해
한다.

세포벽은 미생물과 식물에만 있고 동물에는 없다. 결국
인간은 세포벽이 없으므로 페니실린계 항생제가 인간의 세
포는 죽이지 않고 세균만 골라서 죽일 수 있다.

항생제는 피부에 난 상처나 '염'으로 끝나는 병과 증상
에 사용한다. 아목시실린은 오랫동안 쓰였고 비교적 안전하
면서 제법 많은 종류의 세균에 약효를 보이므로 기관지염,
중이염, 편도염, 폐렴, 방광염, 상처 감염, 수술 후 등 다양
한 경우에 처방된다. 치과에서 이를 빼거나 잇몸을 째도 감
염을 예방하기 위해서 처방된다.

이런 점을 주의해야 합니다

항생제는 인간의 세포를 공격하지는 않지만 인체에 영향을
미치기는 한다. 흔히 발생하는 부작용은 메스꺼움, 속쓰림,
설사다. 특히 아목시실린-클라불란산 복합 제제를 복용하
고 나서 설사가 생기는 사람이 많다.

많은 항생제가 설사를 일으키는데 이는 항생제가 장에 서식하는 미생물 중에서 우리 몸에 이로운 세균도 같이 죽이기 때문이다. 이로운 세균이 사라진 틈을 타서 해로운 세균이 증식해 장염을 일으키는 것이다. 이를 항생제연관장염이라 한다(이와 비슷하게 항생제가 세균을 죽이고 나서 곰팡이가 증식하기도 한다). 그런데 사람마다 장내 미생물 분포가 다르므로 다른 항생제를 복용하면 설사하지 않을 수 있다. 따라서 복용 중에 설사를 하는 경우, 담당의사에게 문의해 항생제 종류를 바꾸거나 유익균 제제인 프로바이오틱스를 추가로 처방받자.

항생제만 먹으면 설사하거나 변비가 생기는 사람이 있다. 그런 경우에는 항생제 복용 중이나 복용이 완전히 끝난 후에 프로바이오틱스를 챙겨 먹으면 좋다. 단 항생제와 프로바이오틱스를 동시에 먹지 말고 몇 시간 간격을 띄우고 먹어야 한다. 동시에 먹으면 항생제가 프로바이오틱스를 공격한다.

또 한 가지 주의할 점은 항생제 알레르기다. 인구의 약 10%가 페니실린계 항생제에 과민반응을 보인다. 가려움증, 발진, 홍조, 얼굴과 손의 부종, 숨가쁨, 흉통 같은 알레르기 반응이 나타날 경우 복용을 중단하고 빠르게 병원에 가야 한다. 드물게는 갑자기 쇼크 상태(심혈관계에 문제가 생겨서 산소를 공급하던 혈류가 느려지거나 멈추는 상태)에 빠질 수 있다.

　이렇듯 항생제에는 치명적인 부작용이 있다. 하지만 항생제를 아예 쓰지 않으면 목숨을 잃을 테니 감수할 만한 위험이다. 물론 대책은 있다. 보통 계획된 수술로 항생제를 투여할 때는 미리 피부에 적은 용량을 주사해서 알레르기 반응을 확인하고 어느 항생제를 쓸지 정한다. 특정 항생제에 알레르기가 있는 사람도 다른 종류의 항생제에는 부작용이 덜하거나 없을 수 있다.

(복용법)

이렇게 먹습니다

아목시실린은 일반적으로 1회 250~500mg씩 하루 3회 복용한다. 알약을 삼키지 못하는 사람, 특히 어린이를 위해 건조 시럽 형태로도 나와 있다. 건조 시럽은 빛을 막아주는 갈색 유리병에 가루약으로 들어 있다. 표시된 선의 3분의 2까지 물을 부어 섞은 다음, 마저 물을 채우고 충분히 흔들어 사용한다(물을 다 넣고 흔들면 부피가 늘어나기 때문에 이렇게 한다). 물과 섞은 후에는 냉장고에 보관하고 7일 이내에 복용한다. 만든 날짜를 유리병에 적어두면 좋다. 마실 때마다 흔들어서 마시도록 한다. 7일 이내의 처방은 약국에서 물약으로 조제해준다.

위장장애를 줄이고 흡수를 도우려면 식사 도중이나 직후에 복용하자. 전문의약품인 아목시실린은 반드시 의사의 처방이 있어야 한다. 많은 질병에 두루 쓰이는 만큼 복용법이 다를 수 있으니 의사의 처방에 따른다.

술을 마시면 부작용이 심해지니 복용 중에는 술을 피한다. 그리고 아목시실린은 경구피임약의 효과를 감소시키므로 다른 피임법을 추가로 써야 한다. 임신, 수유 중에도 유의할 사항이 있다. 아목시실린이 아기에게 해롭다는 증거는 없고 안전한 편이긴 하지만 완벽한 보장은 아니다. 어차피 처방을 받아야 하므로 담당의사와 상의 후 복용하도록 한다. 수유 중이라면 모유를 먹인 직후에 약을 복용하고 다음 수유까지 간격을 3~4시간 두면 좋다. 그리고 아기에게 설사, 곰팡이 감염, 과민반응이 일어나지 않는지 살핀다.

아플 때만 먹는 진통제와 달리, 항생제를 복용할 때는 의사가 지시한 복용법과 복용 기간을 지키는 것이 가장 중요하다. 증상이 사라졌다고 해서 그만 먹거나 점심, 저녁에만 먹으면 항생제에 저항성(내성)이 생겨 감염이 재발할 수 있다. 한번 먹기 시작했으면 의사가 안내한 기간 내내 규칙적으로 복용해야 한다. 세균에게 항생제는 날씨 같은 환경 스트레스라고 보면 된다. 인간도 사는 곳의 날씨에 적응하기 마련이다. 하물며 세균이라면 항생제가 공격하다가 말다가 하는 사이 금방 저항성이 생길 것이다.

항생제를 자주 복용하거나 같은 항생제를 습관적으로 처방하는 관행도 저항성이 자꾸 생기는 원인이다. 대중매체에서 항생제를 다룰 때 저항성 같은 나쁜 면을 부각하다 보니, 항생제 복용을 무조건 피하거나 임의로 중단하는 경우가 있다. 그런 행동이 오히려 세균이 저항성을 얻도록 부추긴다는 사실을 기억하자.

더 알아보기 1
최초의 먹는 항생제

최초의 항생제 페니실린G는 1928년 발견되고 1942년 출시되어 많은 사람의 목숨을 구했지만, 먹으면 위에서 변질되기 때문에 정맥주사로 투여해야 약효가 있었다. 그래서 과학자들은 페니실린G와 화학 구조가 비슷하면서 위산에 닿아도 끄떡없는 물질을 찾기 위해 애썼다. 이런 노력 덕분에 1961년 먹는 약으로 간편하게 복용할 수 있는 암피실린이 출시되었다. 암피실린은 페니실린G보다 오히려 더 많은 세균에 효과를 보이며 각광받았다. 아목시실린은 암피실린의 분자 구조를 조금 변형한 물질로, 경구 복용 시 암피실린보다 흡수율이 높아 지금도 널리 쓰인다.

더 알아보기 2

감기약과 항생제

감기는 바이러스가 일으킨다. 감기 자체는 세균과 무관하다. 세균은 미생물의 한 분류이고 바이러스는 생물과 무생물의 중간 형태다. 따라서 원칙적으로는 감기약에 항생제를 처방할 필요가 없다. 실제로 가벼운 감기에 무조건 항생제를 처방하는 관행은 항생제 남용과 저항성 증가의 원인이기도 하다.

그렇다면 대체 왜 병원에서는 감기에 항생제를 처방하는 것일까? 일단 첫째로 증상이 감기와 비슷해 보이지만, 세균 감염이 추가로 생겨 정말로 항생제가 필요할 수 있다. 둘째는 과거부터 해오던 처방이라서다. 어린이는 귀의 구조 때문에 어른과 달리 감기에 걸렸다가 중이염으로 발전하기 쉽다. 의학이 발전하지 않은 과거에는 아이들이 중이염으로 청각에 심각한 손상을 입는 사례가 많았다. 그래서 예방 차원에서 항생제를 처방했는데 이것이 관행으로 남아 지금까지 이어지는 것이다.

하지만 해외에서는 항생제를 최소한으로 사용한 지 오래다. 미국에서 감기로 병원에 갔을 때 일이다. 세균 감염을 확인했는데도 의사는 항생제를 처방하지 않았다. 도리어 충분히 휴식하고 꿀을 탄 홍차를 마시며 약국에서 이부프로펜을 사 먹으라고 권했다. 그리고 문제없이 회복했다. 단순 감기는 약을 먹어도 7일, 먹지 않아도 7일이라는 말이 있다. 시간을 두고 감기가 낫는지 세균 감염이 있는지 확인해보지도 않고 처음부터 항생제를 처방하는 일은 지나치다고 본다.

더 알아보기 3

슈퍼박테리아

인간과 세균의 전쟁은 과연 끝났을까? 아니다. 아목시실린-클라불란산 복합 제제로 다시 인간이 우위에 선 것처럼 보였지만, 얼마 안 있어 아목시실린-클라불란산 복합 제제에 저항성이 있는 세균마저 출현했다. 다른 종류의 항생제도 같은 악순환을 반복하고 있다.

인간이 항생제를 자주, 많이 사용할수록 세균이 더 빨리 진화하게 부추긴 셈이 되었다. 알렉산더 플레밍이 최초의 항생제를 발견한 지 100년 가까이 되어가는 지금도, 우리는 세균의 반격 앞에서 쩔쩔매고 있다. 수십 가지 항생제를 써도 죽지 않는 슈퍼박테리아가 실제로 나타났고 앞으로 더 많아질 것이다. 이런 슈퍼박테리아에 감염되면 운이 좋기를 기대하며 항생제들을 하나하나 써보는 수밖에 없다.

세균은 계속해서 저항성을 가질 것이다. 이 방법으로는 인간이 최후의 승자가 될 수 없을 것 같다. '세균을 죽여 없앤다'는 개념을 유지하면서 과연 인간이 세균을 이길 수 있을까? 아니, 인간이 살아남을 수 있을까? 아니면 인류는 전혀 새로운 방법을 찾을지도 모른다. 미래에는 세균과 질병을 바라보는 패러다임이 크게 바뀔 수도 있겠다.

신종플루 바이러스를
물리치는

오셀타미비르

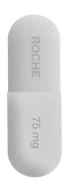

인플루엔자 A형과 인플루엔자 B형 바이러스의 증식을
억제해서 독감을 치료한다. 대표적으로 타미플루가 있다.
초기 증상이 나타나고 48시간 이내에 복용해야 독감
진행을 멈출 수 있다.

대표 제품	타미플루캡슐30mg·45mg·75mg, 넥스플루캡슐75mg
용법	13세 이상 및 성인 75mg씩 하루 2회, 5일간 복용
투여 간격	12시간
24시간 최대 용량	150mg
임신	C등급
수유	수유 중단
주의점	1. 증상 발현 후 48시간 이내에 복용해야 효과가 있다. 2. 증상이 개선되어도 도중에 복용을 중단하지 않는다. 3. 어린이, 청소년은 약을 먹고 이상 행동을 보일 수 있으니, 적어도 2일 동안 보호관찰이 필요하다. 4. 식사와 관계없이 복용해도 된다. 위장장애, 구역질, 구토가 나타날 경우에는 음식과 함께 복용한다. 5. 인플루엔자를 치료하고 예방하지만 백신을 대신할 수는 없다.

바이러스는 참 이상하다. 공기 중에서는 호흡이나 번식 등 생명 활동을 하지 않으니 아무리 봐도 무생물이다. 그러다가 숙주의 몸속에 들어가면 생물처럼 자기 자신을 복제해서 빠른 속도로 번식한다. 그러니 과학자들도 바이러스가 생물인지 무생물인지 간단하게 말하지 못하고 자꾸 설명을 덧붙인다.

생물에게 병을 일으키는 미생물을 병원체라 부른다. 아주 작은 생물이란 뜻의 미생물에는 세균, 곰팡이, 원생동물이 포함된다. 바이러스 중에서 병을 일으키는 바이러스도 병원체로 분류한다.

일반적으로 바이러스의 크기는 세균의 100분의 1 정도다. 그러니 광학현미경으로 볼 수 없었고, 1939년에 전자현미경이 발명되고 나서야 처음으로 어떻게 생겼는지 관찰할 수 있었다. 최초의 항생제 페니실린이 1940년대에 널리 쓰인 것에 비해 최초의 항바이러스제 아시클로버는 1982년에야 출시되었다.

출시가 늦어진 이유는 또 있다. 바이러스는 숙주의 몸속에 있을 때만 복제된다. 이는 복제에 필요한 효소나 단백질이 대부분 바이러스 자체에 있지 않으며 숙주의 세포에서 끌어다 쓰기 때문이다. 이렇듯 바이러스는 숙주와 밀착되어 있어서 바이러스를 공격하는 약을 쓰면 숙주도 해를 입기 쉽다. 그래서 바이러스에만 존재하는 구조물과 바이러스의 증식 과정이 자세히 연구된 후에야 항바이러스제를 개발할 수 있었다.

작용

이 약은 이런 일을 합니다

오셀타미비르oseltamivir는 인플루엔자 A형과 인플루엔자 B형 바이러스에 의한 감염증을 치료한다. 바이러스가 복제되려면 뉴라미니다제라는 효소가 필요한데 이를 억제해서 복제를 막는다. 하지만 이미 있는 바이러스를 직접 분해하거나 제거하지는 못한다.

대표적인 오셀타미비르 성분의 약이 타미플루다. 2009년 신종플루가 세계적으로 유행했을 때 많이 처방되었다. 신종플루 바이러스는 인플루엔자 A형 바이러스의 새로운 변종이다. 오셀타미비르는 신종플루가 유행하기 전인 1996년 개발되어 1999년부터 처방되고 있었다. 사실 인플루엔자에 감염되어도 1주일쯤 앓고 나면 회복되고 대증요법(감기약)만으로 관리가 가능하기 때문에 굳이 항바이러스제를 쓸 필요가 없다. 게다가 항바이러스제를 자꾸 쓰면 저항성이 생겨 장기적으로 문제가 커질 수 있다. 다만 신종플루는 너무나 빠르게 확산되었고 사망자도 발생했으며 건강한 사람도 중증이 된 사례가 있었기 때문에 타미플루를 적극적으로 처방했다.

2009년 이후에도 독감 시즌만 되면 신종플루가 자주 유행했다. 타미플루의 재고가 떨어지면서 병원과 약국이 애먹기도 했다. 당시에는 오셀타미비르 성분의 약이 타미플루 하나밖에 없었기 때문이다. 이런 어려움은 2016년 타미플루의 특허가 만료되고 우리나라에서만 수십 종의 제네릭 제품이 나온 덕분에 줄어들었다.

타미플루와 같은 원리로 바이러스 복제를 억제하는 항바이러스제로 자나미비르(제품명: 리렌자로타디스크5mg, 구강흡입제), 페라미비르(제품명: 페라미플루주15ml, 주사제)가 있다. 그 밖에 라니나미비르 성분의 약은 일본에서 처음 개발되어 처방되고 있고 다른 나라에서는 허가를 받기 위해 임상시험을 하는 중이다. 일단 여러 종류의 항바이러스제를 개발해둘 필요가 있다. 오셀타미비르에 저항성이 있는 바이러스가 이미 나타났고, 그런 경우에 사용할 다른 항바이러스제가 없다면 개인의 면역 체계에 기대는(즉 운에 맡기는) 수밖에 없기 때문이다.

이런 점을 주의해야 합니다

오셀타미비르의 흔한 부작용은 두통과 구토다. 설사나 불면증도 나타난다.

그리고 어린이, 청소년이 오셀타미비르를 복용하는 경우에 특히 주의해야 한다. 우리나라와 일본에서 드물게 오셀타미비르를 복용한 청소년이 경련을 일으키거나 환각을 보고 이상한 행동을 하는 사례가 보고되었다. 그중에는 안타깝게도 아파트에서 뛰어내려 사망에 이른 일도 있었다. 이런 행동은 인플루엔자 바이러스가 뇌에 침투할 때(인플루엔자뇌증) 나타날 수 있다. 오셀타미비르를 먹지 않은 인플루엔자 환자도 비슷한 증상을 보이기 때문에, 이것이 오셀타미비르의 부작용인지는 확인되지 않았다.

따라서 어린이, 청소년 인플루엔자 환자는 약을 먹든 먹지 않든 적어도 2일 동안 혼자 있지 않도록 보호자가 신경을 써야 한다. 창문, 베란다, 현관문도 잘 잠그고 환자가 이상 행동을 하는지 면밀하게 살펴야 한다. 이상 행동이 나타나면 곧바로 담당의사에게 알린다. 이 주의사항은 오셀타미비르, 자나미비르, 페라미비르 모두가 해당한다.

이렇게 먹습니다

성인과 13세 이상의 청소년은 75mg짜리 오셀타미비르 캡슐을 하루 2회, 5일 동안 복용한다. 하루 2캡슐씩 5일 동안 복용해야 하므로 한 통에 10캡슐이 들어 있고 개별 포장되어 있다. 생후 2주 이상 소아부터 사용할 수 있고, 증상이 발현되고 48시간 이내에 투여해야 효과가 있다. 초기에 복용하는 것이 좋으므로 증상이 나타나면 가급적 빨리 병원 진료를 받아야 한다.

일정 기간 동안 약의 혈중 농도가 적정 수치로 유지되어야 약효가 있으므로 12시간 간격으로 하루 두 번, 같은 시각에 복용하는 것이 매우 중요하다. 약을 먹고 30분 이내에 토하면 하나를 더 먹는다. 증상이 개선되어도 마음대로 복용을 중단해서는 안 된다. 보통 5일분을 처방하는데 중간에 빠뜨리거나 멈추지 말고 전부 복용해야 한다.

식사와 관계없이 먹어도 되지만, 약을 먹었을 때 구토나 위장장애가 나타나면 식사 중이나 직후에 먹기를 권한다.

해로운 바이러스, 이로운 바이러스

바이러스와의 전쟁은 현재진행형이다. 2003년 사스, 2009년 신종플루, 2015년 메르스, 2019년 말부터 유행한 코로나19까지. 인간은 백신을 개발해 천연두 바이러스를 박멸했고, 소아마비 바이러스도 거의 박멸한 상태다. 하지만 신종, 변종 바이러스가 자꾸 나타나고 있다. 빠르게 돌연변이를 일으키는 바이러스의 특성상 신종 바이러스의 전 세계적 유행pandemic은 더 자주 일어난다.

우리는 병을 일으키는 바이러스만 접해서 두려워하지만, 사실 모든 바이러스가 해로운 것은 아니다. 세균과 마찬가지로 바이러스도 이로운 바이러스와 중립적인 바이러스가 사람의 몸속에도, 흙에도, 바다에도 있다. 온 지구가 바이러스로 가득하다고 해도 과장이 아니다. 바이러스의 종류는 1억 가지가 넘는 것으로 추정된다.

이제껏 병을 물리치는 관점으로 바이러스를 파악해 왔기 때문에, 병을 일으키지 않는 바이러스의 특성에 대해서는 아직 연구가 부족하다. 아마도 인류는 계속해서 바이러스와 함께 살아가야 할 것이다.

커피에도 있고
감기약에도 있는

카페인

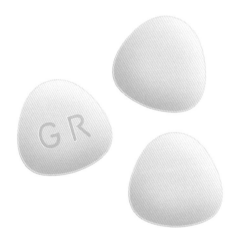

전 세계인이 애용하는 각성 물질이다. 일상생활에서
자주 접하는 몇몇 종합 감기약, 진통제, 멀미약에
보조 성분으로도 들어간다. 따라서 과다 복용하기 쉽다.

대표 제품	게보린정, 사리돈에이정, 그날엔정, 네오메디코푸정, 코데신정, 콜대원콜드시럽, 판콜에스내복액, 판피린큐액, 노보민시럽, 디멘정, 토스롱액
용법	각 약의 복용법을 따름
권장 용량	400mg
임신	등급 없음
수유	조금 먹어도 되지만 권장하지 않음
주의점	1. 장기간 공복에 먹으면 위장장애가 생길 수 있다. 2. 임신 초기 3개월 동안은 카페인을 피하는 것이 좋다. 중기와 후기에는 보통 하루 한두 잔의 커피가 허용된다. 3. 철분제와 2시간 간격을 두고 먹는다. 4. 흡연을 하면 카페인이 몸속에서 더 빨리 분해된다. 5. 피임약을 먹으면 카페인이 몸속에서 느리게 분해되어 각성 효과가 더 오래 간다.

영화 〈디 아워스〉에는 공복에 커피를 마시며 맑은 정신으로 글을 쓰는 소설가 버지니아 울프의 모습이 나온다. 오늘날 우리에게도 커피는 매우 친숙한 음료다. 아침에 졸음을 쫓으려고, 식사 후 입가심으로, 사람들과 모일 때 곁들여서, 공부하거나 운동하기 전에 집중력을 높이려고 커피를 마신다.

커피가 처음 발견된 이야기는 전설처럼 내려온다. 850년경 에티오피아의 한 염소지기는 염소들이 어떤 식물의 빨간 열매를 먹고는 잠도 안 자고 방방 뛰어다니는 모습을 목격했다. 그가 직접 빨간 열매를 씹어보자 졸음과 피로가 사라졌다. 이후 커피가 공식적으로 역사에 등장한 것은 예멘의 이슬람교 수도사들이 오랜 시간 기도하기 위해 커피콩을 물에 우려 마셨다는 기록에서다. 커피는 15세기에 예멘의 항구 모카를 통해 중동과 유럽으로 수출되었다.

독일 소설가 요한 볼프강 폰 괴테는 《식물 변형론》(1790), 《색채론》(1810), 《나의 식물학 연구 이야기》(1831) 등을 쓸 정도로 과학에도 관심이 많았다. 1819년 일흔의 괴테는 스물다섯의 화학자 프리들리프 룽게를 초대해 과학 이야기를 나누고는 그에게 커피콩을 선물했다. 몇 달 후, 룽게는 인류 최초로 커피의 주요 성분인 카페인을 커피에서 분리해냈다.

그런데 카페인은 커피, 홍차뿐 아니라 약국에서 파는

약에도 들어 있다. 기호 식품에서 찾아낸 성분이 약으로도 쓰이는 것이다.

(작용)

이 약은 이런 일을 합니다

카페인은 뇌 기능에 영향을 미쳐서 정신과 행동에 변화를 준다. 이런 물질을 중추신경계 각성제라고 부른다. 카페인의 대표적인 작용은 뇌에서 아데노신 대신 아데노신 수용체에 결합하는 것이다. 아데노신이 수용체에 결합하면 졸음이 오는데, 카페인이 대신 붙어 있으면 결합할 수가 없다. 그래서 일시적으로 잠이 오지 않게 된다.

카페인을 적당량 먹으면 기분이 좋아지고 정신이 맑아진다. 지적 능력이 좋아진다기보다 한 번에 집중하는 시간이 늘어난다고 할 수 있다. 그리고 졸음과 피로를 느끼지 못한다.

카페인의 효과는 개인차가 크다. 사람마다 카페인을 분해하는 간의 효소량이 다르기 때문이다. 먹은 기간과 용량도 영향을 끼친다. 밤에 커피를 마셔도 잠만 잘 온다는 사람은 내성이 생겨서 그럴 수 있다. 오랜 기간 매일 일정량 이상 먹으면 오히려 불면증이 생길 위험이 있다.

카페인이 약으로 쓰일 때는 보통 복합 제제의 성분 중 하나로 들어간다. 예를 들어 인구의 약 10%는 이부프로펜이나 아세트아미노펜에 카페인을 첨가해 함께 복용했을 때 진통 효과가 커진다. 그래서 진통제, 종합감기약에 카페인이 흔히 들어 있다. 멀미약에서는 멀미로 생긴 두통을 일시적으로 완화한다.

한편 카페인에 시트르산을 결합한 카페인시트르산염은 단독으로 미숙아, 신생아 무호흡증에 치료약으로 쓴다. 병원에 입원한 아기가 위험한 상황에 쓰지만 자주 있는 일은 아니다.

부작용

이런 점을 주의해야 합니다

개인차가 크지만 보통 카페인 섭취량이 200mg을 넘어갈 경우 불안감이 생기고 심장 박동이 빨라지거나 불규칙해져서 오히려 집중이 되지 않고 몸이 힘들다.

카페인을 자주 먹으면 하부 식도 괄약근이 느슨해져서 위산이 역류하고 위장장애가 생길 수 있다. 또한 유방섬유선종이 잘 생기고 칼슘이 부족해지고 골다공증이 심해지며 일부 암과 관련 있다는 연구 결과가 있다.

카페인은 중독성이 약하게 있다. 매일 카페인을 다량 복용하다가 갑자기 끊으면 금단 증상이 나타난다. 짜증, 불안, 두통, 집중력 저하, 무기력함 등인데 보통은 그리 심하지 않고 며칠 만에 사라진다.

카페인이 들어간 식품, 음료는 거의 모든 나라에서 안전하다고 여겨 규제하지 않는다. 실제로 카페인 과다 복용이 생명에 치명적인 지장을 주는 경우는 고의가 아닌 한 매우 드물다. 치사량까지 가려면 커피 100잔을 쉬지 않고 연속으로 마셔야 한다는 말도 있다. 그 전에 부작용이 먼저 일어날 테니 커피로 사망에 이르는 것은 사실상 불가능하다.

(복용법)

이렇게 먹습니다

카페인이 보조 성분으로 들어간 약은 각 제품의 복용법을 따른다.

카페인 성분의 권장 1회 섭취량이나 하루 최대 섭취량은 의약품처럼 충분한 근거에 의해 정해져 있지 않다. 우리나라 식품의약품안전처(이하 식약처)와 캐나다 보건부에서는 하루 400mg 이내를 권장한다.

임신 초기 3개월 동안은 카페인을 피하는 것이 좋다. 중기와 후기에 하루 커피 한두 잔은 괜찮다는 산부인과의 의견도 많다. 우리나라 식약처와 캐나다 보건부에서는 하루 300mg 이내, 미국산부인과학회에서는 하루 200mg 이내로 제한하기를 권한다.

카페인은 다른 약, 영양제나 기호 식품과 함께 먹을 때 특히 주의해야 한다. 예를 들어 흡연을 하면 카페인이 몸속에서 더 빨리 분해된다. 피임약을 복용 중이라면 카페인이 느리게 분해되므로 각성 효과가 더 오래간다. 철분이 흡수되지 못하게 방해도 하므로 철분제를 복용하려면 카페인과 간격을 2시간 띄우고 먹는다.

카페인과 생리통의 관계는 연구마다 결과가 조금씩 다르다. 사람들이 자주 찾는 생리통약 그날엔정에는 카페인이 보조 성분으로 들어 있다. 카페인을 함께 복용하면 이부프로펜의 진통 효과가 커지기 때문이다. 반대로 카페인을 섭취하면 생리통이 심해지는 사람도 있다. 이 역시 사람마다 다르니 평소에 생리통이 심하다면 월경 전후로 카페인 음료를 끊는 작은 실험을 해봐도 좋겠다.

더 알아보기 1
과다 복용하기 쉬운 카페인

카페인은 거의 모든 약에 10~50mg씩 들어 있다(참고로 게보린에는 카페인 50mg이 들어 있다). 커피 한 잔에는 50~150mg, 초콜릿 1개에는 30mg, 콜라 한 캔에는 50mg이 들어 있다. 한 사람이 하루 동안 종합감기약, 커피, 콜라, 초콜릿을 먹고 마시는 것은 흔한 일이지만, 계산해보면 이런 식으로 카페인을 생각보다 많이 먹게 된다. 특히 날마다 커피를 두 잔 이상 마신다면 말이다. 집에 있는 상비약이나 자주 사 먹는 약에 카페인이 포함되어 있는지 확인해보자. 그리고 두통, 불안, 흥분, 불면증, 홍조, 소변량 증가, 위장장애, 근육경련, 부정맥, 빈맥 중 여러 증상이 한꺼번에 나타난다면 카페인을 과다 복용한 게 아닌지 의심해보자. 몸이 많이 불편하면 응급실에 가도록 한다.

더 알아보기 2

운동에 도움이 되는 카페인

몇몇 논문에 따르면 카페인을 운동하기 전에 먹으면 활성산소가 줄고 운동 능력이 향상된다. 그래서 미국에서는 커피 또는 카페인 함량이 높은 과라나 추출물 영양제를 운동 보조제로 먹기도 한다.

더 알아보기 3

성분 뒤에 붙은 '염'

약의 포장 상자나 제품설명서에 적힌 성분명을 보면 카페인시트르산염, 아목시실린나트륨, 슈도에페드린염산염처럼 주요 성분명 뒤에 나트륨, 산염 등 간단한 화학물질명이 붙은 경우가 있다. 이 간단한 화학물질들은 약효를 바꾸지 않으면서 주요 성분을 약의 형태로 만들기 쉽게 하거나 몸속에서 흡수되기 좋게 도와준다.

속이 쓰리고 아플 땐

알루미늄 화합물

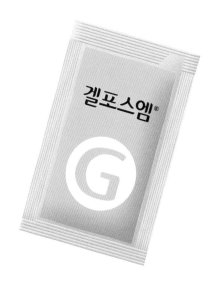

인산알루미늄, 수산화알루미늄 등 몇몇 알루미늄
화합물은 속쓰림, 위통증, 위산 과다에 효과가 있어
제산제로 쓴다. 약국에서 파는 위장약인 겔포스엠,
알마겔에프에도 들어 있다.

대표 제품	겔포스현탁액, 겔포스엠현탁액, 암포젤정, 알마겔현탁액, 알마겔에프현탁액, 알겐정, 노루모에프산, 트리겔정, 트리겔현탁액
용법	각 약의 복용법을 따름
복용 간격	4시간 이상
24시간 최대 용량	각 약의 복용법을 따름
임신	안전하다고 알려짐
수유	안전한 편
주의점	1. 변비가 생기기 쉽다. 증상이 심하면 의사, 약사와 상의한다. 2. 일부 항생제의 흡수를 방해하므로 항생제와 함께 복용하게 된다면 반드시 담당의사에게 알린다. 3. 철분제와 엽산은 간격을 최소 2시간 이상 두고 복용한다. 4. 신장이 안 좋은 환자는 복용 전에 의사, 약사에게 문의한다. 5. 복용 중에는 우유, 유제품을 많이 먹지 않는다.

영화 〈렛미인〉에서 위기에 몰린 남자가 신원을 숨기기 위해 자기 얼굴에 염산을 뿌리는 장면이 있다. 염산은 황산과 함께 대표적인 강산強酸으로 손으로 만지면 큰일 나는 것이 상식이다. 그런데 우리 몸속에도 염산이 분비되는 곳이 있다. 바로 위다.

우리가 입으로 음식을 먹으면 식도, 위, 소장, 대장을 차례로 지나가며 소화 작용이 일어난다. 이때 소화기관마다 맡은 역할과 내부 환경이 다르다.

위에서는 펩신이라는 효소가 음식의 단백질을 더 작은 크기로 분해한다. 펩신은 pH(산성도) 1~2의 강한 산성 환경에서 활성화되므로, 적절한 타이밍에 적당량의 염산이 분비되어야 한다. 또한 위벽을 보호하는 물질들도 함께 분비된다. 위액 즉 펩신과 염산이 위벽을 소화시켜 버리지 않도록 말이다. 만약 위벽을 보호하는 물질이 적게 분비되거나 분비되는 타이밍이 어긋나면, 위액이 위벽을 손상시켜 명치 부근이 아프게 된다.

위의 위쪽과 연결되어 있는 식도는 정상 pH가 7, 위의 아래쪽으로 연결되는 십이지장은 정상 pH가 6이다. 위의 pH가 1에서 2 정도니 차이가 매우 크다(pH 2와 pH 7는 수소이온 농도가 10만 배 차이다). 평소에는 식도와 위, 위와 십이지장 사이에 근육으로 이루어진 '문'이 있어서 필요할 때 열리고 닫히면서 소화기관 각각의 내부 pH를 유지한다. 그런데 열고 닫는 근육에 문제가 생겨 위액이 식도나 십이지장으로 넘어갈 수도 있다. 이럴 때도 우리는 속쓰림과 통증을 느낀다.

이런 증상은 매우 흔하고, 여기에 빠르게 대처하는 약도 있다. 산과 알칼리가 만나 중성으로 바뀌는 화학반응 즉 중화반응을 이용한 약이다. 산성 환경을 중성으로 바꾸면 염산의 자극성도 없어지고 펩신도 불활성화된다. 이런 약을 제산제라고 부른다.

(작용)

이 약은 이런 일을 합니다

제산제 속 알루미늄 화합물은 이미 분비된 위산을 중성으로 바꾸는 일을 한다. 식도로 역류한 위산, 필요한 양보다 지나치게 많이 분비된 위산 등을 알칼리성의 알루미늄 화합물이 중화해 통증을 다스리고 위벽 손상을 막는다. 빠르게 작용하는 대신 지속 시간은 짧은 편이다.

중화반응은 산과 알칼리가 만나는 것이므로 반드시 알

루미늄이 필요한 것은 아니다. 알칼리성을 띠는 물질 중에서 사람이 먹어도 안전한 것이라면 제산제의 성분으로 쓸 수 있다. 오늘날 쓰이는 제산제의 성분은 주로 나트륨, 알루미늄, 마그네슘, 칼슘의 화합물이다. 위산 과다, 속쓰림, 명치의 불쾌감, 체한 느낌, 메스꺼움, 위통증, 신물이 올라오면서 나는 트림에 먹는다.

제산제는 원인을 치료하는 것이 아니라 증상을 개선하는 약이다. 약국에서 누구나 처방전 없이 살 수 있고 가벼운 증상에 단기간 복용한다. 속이 계속해서 쓰리면 병원에 가서 원인을 찾아야 한다. 증상만 가라앉히면서 병원에 가는 일을 미루다가는 병을 한참 키운 후에 발견할 수 있다. 위궤양, 십이지장궤양, 위염 등의 치료에 필요한 경우에는 병원에서 일정 기간 처방하기도 한다.

(부작용)

이런 점을 주의해야 합니다

알루미늄 화합물이 든 제산제를 복용하면 어쩔 수 없이 몸속에 알루미늄 이온이 많아지는데, 그러면 변비가 생기기 쉽다. 변비가 너무 심할 경우 의사, 약사에게 문의해서 도움을 받도록 하자. 알루미늄이 포함되지 않은 제산제도 있으므로 제산제의 종류를 바꿔 해결할 수 있다.

오랜 기간 알루미늄 화합물이 든 제산제를 복용하면 알루미늄이 뇌나 뼈에 쌓여서 병을 일으킬 위험도 있다. 알루미늄 축적이 알츠하이머병 즉 치매와 관계가 있다는 연구 결과도 있다. 그래서 자신이 어떤 성분의 제산제를 언제 얼마나 복용했는지 알아두는 일이 더욱 중요하다.

위산은 소화를 위해 반드시 필요하다. 일부 미네랄, 비타민의 흡수에도 도움을 주고, 음식과 함께 들어온 세균이나 곰팡이 등을 죽이는 소독 작용도 한다. 따라서 제산제를 습관적으로 먹어서 위산을 지나치게 없애는 일은 피해야 한다. 어차피 제산제는 증상을 개선만 하는 약이므로, 증상이 낫지 않고 1~2주 이상 계속된다면 병원을 찾아가도록 한다.

(복용법)

이렇게 먹습니다

복용법은 제품마다 다르므로 제품 겉면에 적힌 용법에 따

른다. 여기서는 약국에서 가장 많이 찾는 위장약인 겔포스
엠현탁액의 복용법을 설명하겠다. 겔포스엠현탁액은 속쓰
림이 생겼을 때 바로 먹어도 효과가 빠르게 나타나므로 미
리 먹어둘 필요는 없다. 증상이 있을 때, 하루 세 번 1포씩
식간(아침과 점심 사이, 점심과 저녁 사이)과 자기 전에 먹는다. 복
용 간격은 4시간 이상으로 한다. 물약 형태의 현탁액을 흔
들어서 잘 섞은 후 먹는다.

현탁액 제형은 점성이 있는 끈적한 액체라서 다른 약의
흡수를 방해할 수 있다. 일부 항생제의 흡수를 방해하므로
항생제와 함께 복용할 시 반드시 담당의사에게 알린다. 다
른 약을 복용하려면 겔포스엠현탁액과 1시간 이상 간격을
두고 먹는다. 특히 철분제와 엽산은 최소 2시간 이상 간격
을 둔다.

제산제에 들어가는 알루미늄 화합물이 임신부에게 해
롭다는 연구 결과는 없지만, 겔포스엠현탁액에 든 다른 성
분인 시메티콘은 임신부 등급 C로 분류되므로 피하는 것
이 좋다. 이름에서 '엠'이 빠진 겔포스현탁액은 인산알루미
늄만 들어 있으므로 겔포스엠현탁액보다 임신부에게 안전
하다. 물론 오래 복용해서 좋을 것은 없다.

더 알아보기 1

여러 가지 제산제 성분

제산제는 나트륨, 알루미늄, 마그네슘, 칼슘 등이 섞은 화합물이다. 예를 들어 겔포스엠현탁액에는 인산알루미늄과 수산화마그네슘, 즉 두 가지 알칼리성 물질이 들어간다. 알마겔에프현탁액의 성분은 알루미늄과 마그네슘이 포함된 화합물인 알마게이트다. 암포젤정에는 수산화알루미늄, 노루모듀얼액션현탁액에는 탄산칼슘, 탄산수소나트륨이 들어 있다.

인간이 제산제를 복용한 최초의 기록은 무려 기원전 17세기의 점토판에 적혀 있다. 우유, 페퍼민트, 식물의 재를 섞어서 복용했다고 나온다. 여기서 알칼리성 성분은 식물의 재에 든 탄산나트륨이었다.

더 알아보기 2

해외에서 제산제가 필요할 때

위산 과다로 생긴 속쓰림을 영어로는 heartburn이라고 한다. 심장 근처가 타는 듯이 조이면서 쓰라리기 때문이다. 그래서 해외 제산제 제품 상자에는 heartburn에 먹는 약이라고 적혀 있다. 겉면에 자주 적혀 있는 또 하나의 단어는 제산제를 뜻하는 antacid다. 산acid을 억제anti한다는 의미다.

기능에 따라 약을 분류할 때 항anti-으로 시작하는 명칭이 많은데(항생제, 항바이러스제 등), 뒷말과 조합하면서 anti를 줄여 ant로 쓰는 것일 뿐 개미와는 무관하다.

국외에서 제산제가 필요할 때 찾아볼 수 있는 제품으로 Alu-Cap, Aludrox, Almax, Gaviscon, Pepsamar, Pepto-Bismol, Alka-Seltzer, Milk of Magnesia 등이 있다. 특히 텀스Tums는 임신부가 먹어도 안전한 제산제로 알려졌다.

소화가 안 되고
더부룩할 땐

판크레아틴

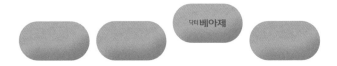

속이 더부룩하고 배가 아플 때 우리는 소화제를 찾는다.
그중 약국에서 파는 대표적인 소화제 훼스탈과
베아제에는 판크레아틴 같은 소화효소가 복합적으로
들어 있다.

대표 제품	훼스탈플러스정, 훼스탈골드정, 베아제정, 닥터베아제정, 베스자임정, 노자임캡슐, 복합과자임이중정
용법	성인 1~2정씩(식후) 하루 3회 제품에 따라 다름
복용 간격	4~8시간
24시간 최대 용량	각 약의 복용법을 따름
임신	등급 없음, 의사와 상의
수유	의사와 상의
주의점	1. 2주 정도 복용해도 낫지 않는 경우 병원 진료를 받는다. 2. 습관적으로 찾지 말고 반드시 필요한 경우에만 복용한다. 3. 식사를 규칙적으로 하고 과식하거나 자기 전에 음식을 먹지 않는다. 4. 돼지고기 알레르기가 있는 사람은 복용을 피한다. 5. 위에 자극을 줄 수 있는 강한 향신료, 카페인 등을 많이 먹지 않는다.

소화효소가 무엇인지 이해하기 위해 생화학반응부터 아주 간단하게 설명해보겠다. 화학반응은 쉽게 이야기하면 물질끼리 반응해서 다른 물질로 변하는 현상이다. 그중 생명체에서 일어나는 화학반응은 생명 활동의 일부라는 뜻에서 앞에 '생'을 붙여 생화학반응이라 한다. 우리 몸에서는 시시각각 생화학반응이 일어난다. 정자와 난자가 수정될 때 시작된 생화학반응은 사망할 때까지 멈추지 않는다. '생화학'이라니 왠지 어려운 느낌이 들지만 굉장히 일상적인 일이다. 예를 들어 탄수화물이 잘게 끊어져 포도당이 되는 것도 생화학반응이다.

화학반응이 일어나려면 반응물도 필요하지만 적절한 온도, 농도, 촉매 등의 조건도 갖춰져야 한다. 여기서 촉매는 반응물도 생성물도 아니면서 화학반응을 도와주는 제3의 물질이다. 촉매가 어떤 물질인지는 화학반응마다 다르다. 생화학반응에서 필요한 촉매는 특별히 효소enzyme라고 부른다.

즉 효소는 생화학반응이 일어나기 쉬운 환경을 만든다. 그중에서도 소화효소는 음식물의 소화를 돕는 효소다. 이 소화효소가 소화기관에서 적절히 분비되면 속이 편안하다. 그러나 문제가 생겼을 경우에는 외부에서 소화효소를 공급해줘야 한다.

이 약은 이런 일을 합니다

소화효소는 원래 우리 몸속에서 분비되는 물질이다. 사람마다 분비되는 소화효소 양은 다르다. 적게 분비되는 사람은 식사 후에 소화가 잘 안 될 수 있다. 아니면 과식을 하는 바람에 평소처럼 소화를 못 하는 상황이 생길 수 있다. 이럴 때 우리는 소화를 돕기 위해 소화효소가 들어간 약을 먹는다. 대표적으로 베아제, 훼스탈 등이 있다.

보통 식사를 하면 3대 영양소인 단백질, 탄수화물, 지방을 골고루 먹는다. 3대 영양소를 소화하는 효소의 종류는 각기 다르다. 그리고 단백질, 탄수화물, 지방은 매우 복잡한 물질이라서 딱 한 단계의 생화학반응으로 소화되지 않고 여러 단계마다 작용하는 효소가 따로 있다. 따라서 여러 가지 효소로 이루어진 복합 소화효소제가 다양한 소화불량 증상에 두루 쓰인다. 이를테면 훼스탈플러스정, 베아제정의 성분 중 하나인 판크레아틴pancreatin은 단백질 소화효소, 탄수화물 소화효소, 지방 소화효소의 혼합물이고 원래는 췌장에서 분비된다(췌장이 영어로 판크레아스pancreas다).

약국에서 파는 복합 소화효소제의 성분을 살펴보면 디

아스타제, 프로테아제, 셀룰라아제, 헤미셀룰라아제, 프로자임, 리파아제, 판셀라제, 판프로신, 브로멜라인 등 3대 영양소와 섬유소 소화효소가 들어 있다. 소의 담즙 추출물인 우담즙엑스 또는 담즙 분비를 촉진하는 우르소데옥시콜산도 들어 있다(유명한 간장약인 우루사의 성분이기도 하다). 담즙이 지방을 소화되기 쉬운 상태로 만들어주기 때문이다.

한편 판크레아틴 하나만 들어간 소화효소제도 있다. 췌장에 염증이나 암이 있어서 췌장효소가 분비되지 않는 경우, 그러니까 췌장질환으로 생긴 소화불량에만 권장된다.

부작용

이런 점을 주의해야 합니다

돼지고기에 과민증, 알레르기가 있는 사람은 판크레아틴이 포함된 복합 소화효소제를 피해야 한다. 돼지의 췌장에서 판크레아틴을 추출해 사용하기 때문이다. 돼지에서 유래했다니 이상하게 생각될지 모르지만, 우리 몸속의 판크레아틴과 화학적으로 거의 같은 물질이고 안전성 시험을 거쳤기 때문에 괜찮다.

이렇게 먹습니다

복합 소화효소제는 1회 1~2알을 하루 세 번 식사 후에 먹는다. 가장 주의할 점은 약을 쪼개거나 씹어 먹지 않는 것이다. 효소도 단백질이라서 위에서 소화되기 때문이다. 복합 소화효소제는 소장에서 작용하는 소화효소 성분이 위를 무사히 통과할 수 있도록 특수 코팅을 한다. 따라서 장용 코팅이 벗겨지지 않도록 약을 그대로 삼켜야 한다.

제산제와 마찬가지로 소화효소제도 습관적으로 먹지 말고 반드시 필요한 경우에만 쓴다. 2주 정도 먹어도 계속 속이 불편한 사람에게는 병원 진료를 권한다. 임신부, 임신 가능성이 있는 여성은 소화효소제를 복용하기 전에 의사, 약사와 상의한다.

소화불량은 식습관과 밀접한 관련이 있다. 특히 소화제를 복용하는 동안에 식습관을 바로잡지 않으면 증상이 낫지 않을 확률이 크다. 규칙적으로 식사하고, 과식하지 않고, 자기 전에 먹지 않는 것이 좋다. 위에 자극을 줄 수 있는 강한 향신료, 카페인 등도 많이 먹지 않는다.

더 알아보기 1

가스제거제

제산제와 소화효소제에는 여러 가지 성분이 복합적으로 들어 있다. 그중 심심치 않게 눈에 띄는 성분으로 시메티콘이나 디메티콘이 있다. 이 두 성분은 산을 중화하는 물질이며 소화효소는 아니다. 위장관 내부에서 가스를 제거하는 기능을 한다. 따라서 제산제나 소화효소제를 복용하는 사람이 겪는 증상(배에 가스가 차서 더부룩하고 팽만감이 느껴지는 것)을 완화하는 데 도움을 준다. 소화가 원활하지 않아 생긴 가스를 제거하지만, 가스가 만들어지는 것을 막아주지는 못한다.

시메티콘은 단독으로 가스제거제로 쓰기도 한다. 위내시경이나 장 엑스선 촬영을 하기 전에 위장관의 기포를 제거하기 위해 복용한다.

위산이
분비되지 않게 하는

파모티딘

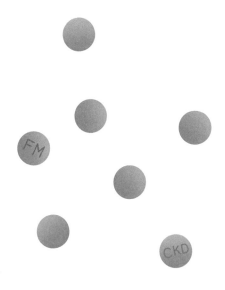

과도한 위산 분비로 생긴 소화기 증상을 개선한다.
위궤양, 십이지장궤양, 역류성 식도염 치료에도 쓰이고
감기약이나 엔세이드 처방에서도 위를 보호하기 위해 자주
들어간다. 적은 용량은 처방전 없이 약국에서도 살 수 있다.

대표 제품	파미딘정(10mg), 제이에스파모티딘정10mg, 팜틴정20mg, 동아가스터정20mg, 가스터디정20mg, 베스티딘정20mg
용법	(10mg 기준) 성인 1정씩 하루 1~2회
복용 간격	24시간
24시간 최대 용량	개인이 일반의약품으로 복용할 때 20mg까지 허용된다. 질병에 따라 하루 최대 40mg, 80mg이 처방되기도 한다.
임신	B등급
수유	수유 중단
주의점	1. 다른 약과 상호작용이 많은 편이니 필요할 때만 먹는다. 2. 향신료, 커피, 알코올, 흡연을 삼간다. 3. 설사나 변비, 두통, 어지러움이 있을 수 있으며 무력감, 초조함 등이 들면 의사, 약사와 상담한다. 4. 파모티딘, 시메티딘, 라니티딘 등에 알레르기가 있다면 의사, 약사에게 반드시 미리 알린다. 복용 중에 피부 발진이 생기면 바로 병원에 간다.

우리 몸에서 자연적으로 분비되는 히스타민은 스무 가지도 넘는 일을 한다. 그중 하나가 이물질이 침투했을 때 면역 반응을 일으키는 일이고, 다른 하나는 위산 분비를 촉진하는 일이다. 히스타민이 작용하려면 먼저 세포 겉표면에 있는 히스타민 수용체에 결합해야 한다. 그러면 세포 안쪽에서 여러 단계의 생화학반응이 시작되면서 히스타민의 작용 효과가 나타난다.

그런데 이물질이 없는데도 면역 반응이 과도하게 일어나거나 위산이 지나치게 많이 분비될 때는 오히려 병을 일으킨다. 그래서 과학자들은 히스타민을 억제하는 약을 찾으려 애썼다. 바로 항히스타민제들이다. 다만 초기에 발견한 항히스타민제들은 과도한 면역 반응은 차단했지만 위산 분비는 막지 못했다.

의학자 제임스 W. 블랙은 기존의 항히스타민제가 위산 분비를 막지 못하는 것은 히스타민 수용체에 여러 종류가 있고 그중 위산 분비와 관련된 수용체는 억제하지 못했기 때문이라고 짐작했다. 블랙은 위산 분비와 관련된 수용체에 결합하는 물질을 찾아 십 년 넘게 연구를 했다.

1976년에 그가 발견한 시메티딘 성분의 약이 출시되었다(제품명: 타가메트). 시메티딘은 위산 분비를 줄이고 위궤양을 치료했다. 시메티딘이 너무나 효과적이어서 이전에 쓰던 약들은 거의 사라졌다. 이후로 시메티딘처럼 위산 분비를 줄이는 파모티딘famotidine, 라니티딘, 라푸티딘 등이 개발되었다.

블랙은 시메티딘을 발견하기 전에 프로프라놀롤이라는 물질도 발견했다. 프로프라놀롤은 발견 당시에 획기적인 고혈압 치료제였고 오늘날에도 널리 쓰이고 있다. 두 물질의 발견으로 인류의 건강에 크게 기여한 블랙은 1988년 노벨 생리의학상을 받았다.

(작용)

이 약은 이런 일을 합니다

위점막에서 분비된 히스타민은 H2수용체라는 수용체에 결합해서 위산 분비 세포를 자극한다. 파모티딘은 이 H2수용체에 먼저 결합해서 히스타민이 결합하지 못하게 막는다. 그러면 히스타민이 평소처럼 위산 분비 세포를 자극하지 못하므로 위산 분비가 줄어든다. 이렇게 작용하는 약을 H2수용체 길항제라고 부른다. 궤양과 염증 때문에 위벽이 붓거나 염증이 생기고 식도가 손상되었을 때 일시적으로 위산이 나오지 않게 막을 필요가 있다. 파모티딘을 비롯해

시메티딘, 라푸티딘 등 '~티딘'이 붙은 성분의 위산 분비 억제제들이 바로 이런 일을 한다.

파모티딘은 주로 병원에서 의사가 처방하는데, 일시적인 위산 과다와 속쓰림에 복용할 수 있게 용량이 적은 10mg짜리 일반의약품도 약국에 준비되어 있다. 하지만 대부분의 경우 의사에게 진료를 받고 더 높은 용량을 처방받는 편이 효율적이다.

이미 분비된 위산을 중화해서 산성도를 낮추는 제산제와 달리, 파모티딘은 위산 자체가 분비되지 않게 막는다. 음식을 먹은 후에 속이 불편하면 소화제가 필요하지만, 빈속에도 속이 쓰리고 답답하다면 파모티딘이 좋다. 약국에 증상을 얘기해도 파모티딘 성분의 약을 줄 것이다.

부작용

이런 점을 주의해야 합니다

파모티딘의 부작용으로 흔히 두통, 어지러움, 변비 또는 설사를 겪을 수 있다. 또한 졸릴 수 있으므로 복용 전후에 운전이나 위험한 기계 조작을 피한다. 적정 용량보다 많이 먹으면 어떤 약이든 좋을 게 없지만 파모티딘은 특히 무기력감, 초조함, 감각 이상, 황달이 나타날 수 있다. 이런 증상이 나타나면 바로 병원에 문의하도록 한다.

파모티딘, 시메티딘 등에 알레르기가 있다면 의사, 약사에게 반드시 미리 알린다. 복용 중에 피부 발진이 생겨도 바로 의사와 상담한다. 임신 또는 수유 중이거나 계획이 있는 사람, 간이나 신장 질환이 있는 사람은 처방 또는 복용 전에 의료진에게 알려야 한다.

파모티딘으로 위산 분비를 억제하면 궤양 치료에 도움은 되지만 위산이 단백질 소화를 돕고 세균을 죽이는 일을 하지 못한다는 문제가 있다. 제산제와 비슷한 단점이다. 파모티딘으로 일시적으로 속쓰림을 막다가 위암처럼 더 심각한 병을 늦게 발견할 수도 있다. 일시적이고 가벼운 증상이 아니라면 병원 진료를 권한다.

(복용법)

이렇게 먹습니다

약국에서 처방전 없이도 살 수 있는 파모티딘 10mg 제제는 16세 이상 성인이 하루 1~2회 1알씩 충분한 물과 함께 먹는다. 파모티딘은 여러 가지 약과 상호작용이 많은 편이므로 꼭 필요할 때만 복용한다. 병원에서는 질병에 따라 더 많은 용량을 처방할 수도 있다. 식사와 관계없이 먹어도 되는데, 편의상 식사 후 복용으로 처방될 때가 많다.

커피, 술을 마시거나 담배를 피우면 위산 분비가 증가하므로 피한다. 마늘, 양파 같은 향신료도 위장을 자극해서 약효를 떨어뜨릴 수 있으니 많이 먹지 않도록 한다. 파모티딘은 제산제와 함께 처방되기도 한다. 알루미늄, 마그네슘이 포함된 제산제를 먹을 때는 최소 2시간 간격을 두고 먹어야 한다. 마그네슘, 철분 영양제도 마찬가지로 2시간 간격을 둔다.

파모티딘 성분의 전문의약품 중에는 '구강 내 붕해정'이란 형태의 약이 있다(제품명 예: 동아가스터디정20mg). 구강 내 붕해정은 물 없이 먹는 약으로 혀 위에 약을 올려놓으면 침이 묻으면서 쉽게 녹는다. 하지만 침이 잘 나오지 않는 상태나 누운 자세에서는 물과 함께 삼켜야 한다. 열과 직사광선, 습기에 약하므로 냉장고, 욕실, 싱크대 등을 피해 보관하고, 보관 중에 쪼개지지 않도록 주의한다. 보통 1알씩 개별 포장되어 있으므로 복용 전에 포장을 뜯지 않고 그대로 보관하면 큰 문제가 없다.

발암물질이 나온 위장약

2019년 9월 갑자기 라니티딘 성분 위장약의 제조, 수입, 판매, 처방이 금지되었다. 라니티딘의 원료에서 발암물질인 N-니트로소디메틸아민이 검출되었기 때문이다. 미국과 유럽에서 잇따라 라니티딘 사용 중단을 결정하자 우리나라 식약처도 이에 따랐다. 라니티딘은 H2수용체 길항제 중에서 부작용과 약물 상호작용이 덜해서 가장 자주 처방되던 위장약 성분이었다. 활발한 광고로 귀에 익은 잔탁정의 성분이기도 했다. 병원에서는 라니티딘과 효과가 비슷한 약으로 처방을 바꾸느라 진땀을 뺐다. 일반의약품으로 약국에서도 반드시 구비해 두던 약이라 한동안 혼란을 겪었다.

라니티딘을 대체할 성분 중에서 시메티딘, 라푸티딘은 전문의약품으로만 쓰인다. 그나마 파모티딘이 두세 곳의 제약회사에서 일반의약품으로 허가받은 저용량 제제가 있어서 어느 정도 라니티딘을 대체할 수 있었다.

더 알아보기 2

PPI

건강한 사람의 위에서는 위벽의 수소이온 펌프가 소화 타이밍에 맞춰 위 내부의 산성도를 조절한다. 피피아이PPI

138

는 이 수소이온 펌프를 억제하는 약이다. 파모티딘, 시메티
딘 등 H2수용체 길항제와 위산 분비를 억제하는 효과는
비슷하지만 작용 원리가 다르다. 피피아이의 성분은 오메
프라졸, 에소메프라졸, 란소프라졸, 판토프라졸 등 '-프라
졸-prazole'로 끝나는 이름이다. H2수용체 길항제보다 낫다고
여겨져 위장 질환에 많이 쓰지만, 부작용도 많아서 전부 전
문의약품이다.

막힌 코를

뻥 뚫어주는

슈도에페드린

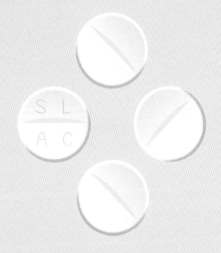

코감기와 비염에 쓴다. 콧속 혈관을 수축해 코막힘을
완화한다. 해열진통제, 코감기약, 목감기약 성분이 섞인
종합감기약에 약방의 감초처럼 들어 있다.

대표 제품	액티피드정, 액티피드시럽, 슈다페드정
용법	12세 이상 및 성인: 30~60mg씩 하루 4회 이하 / 6세 이상~11세 이하: 30mg씩 하루 4회 이하
복용 간격	6~8시간(최소 4시간 간격)
24시간 최대 용량	성인 240mg
임신	C등급
수유	수유 중단
주의점	1. 전문가와 상의 없이 7일 이상 복용하지 않는다.
	2. 고혈압 환자, 전립선비대증 환자는 복용 전 의료진에게 미리 알린다. 고혈압약, 삼환계 항우울제와 함께 먹을 때는 혈압을 관찰하면서 신중히 투여한다.
	3. 긴장, 흥분, 불면, 두근거림, 가슴 통증, 피로감, 어지러움, 구역질, 구토 등이 나타나면 의료진과 상의한다.
	4. 과다 복용하지 않도록 주의한다.
	5. 카페인과 함께 먹으면 중추신경을 과도하게 자극할 수 있다.

일상생활에 꼭 필요한, 자주 쓰는 약

슈도에페드린pseudoephedrine은 마황속 식물에 함유된 성분 중 하나다. 마황은 중국 북부, 몽골 등지의 사막 지대에서 자라고 예로부터 중국의학과 한의학에서 열을 내리고 천식, 코막힘을 치료하는 약재로 썼다. 지금도 우리나라 한의원에서 마황이 들어간 한약을 조제하고 약국에서 마황이 포함된 한방제제를 팔고 있다.

19세기 말에 마황 같은 생약의 추출물에서 단일 성분을 화학적으로 분리하는 일은 쉽지 않았다. 너무 다양한 물질이 조금씩 들어 있기 때문이다. 마황추출물에서 최초로 분리한 물질은 에페드린이다. 에페드린은 마황에서 약효를 내는 주요 성분이다. 그 뒤에 분리된 슈도에페드린은 에페드린보다 마황에 적게 들어 있다.

여기서 슈도pseudo-는 '가짜의, 사이비'라는 뜻이다. 어쩌다가 약 이름에 붙게 되었을까? 부정적인 특성이 있거나 약효가 없는 가짜 약일까? 사실 그 이유는 허탈할 정도로 간단하다. 1889년 독일의 머크 제약회사 연구원들이 마황에서 에페드린과 비슷하지만 조금 다른 물질을 분리하고서 임시로 붙인 이름이 지금까지 쓰이고 있을 뿐이다.

에페드린과 슈도에페드린은 구성 원자와 개수가 똑같고 화학적 구조가 거의 같다. 딱 한 군데, 여러 원자 중 하나가 연결된 각도가 조금 다르다. 그래서 화학적 성질과 우리 몸에서 하는 작용이 비슷하면서도 살짝 다르다. 둘 다 교감신경을 흥분시킨다. 같은 용량을 쓰면 에페드린의 효능이 더 강하다. 에페드린은 1920년대에 서양에 도입되어 천식약으로 쓰이다가, 장기간 복용했을 때 심각한 부작용이 나타나고 약효가 더 좋은 기관지확장제들이 개발되면서 사용량이 줄어들었다. 슈도에페드린은 약효가 떨어지는 대신에 부작용도 덜해서 여전히 코감기약, 비염약의 대표 성분으로 널리 쓰이고 있다.

(작용)

이 약은 이런 일을 합니다

슈도에페드린이 우리 몸에 들어와서 하는 일은 교감신경을 흥분시키는 것이다. 이게 무슨 뜻인지 알기 위해 일단 교감신경이 무엇인지 간단히 알아보자.

신경계는 크게 중추신경계와 말초신경계로 나눈다. 중심 역할을 하는 뇌와 척수를 중추신경계라 하고, 뇌와 척수에서 뻗어나와 온몸의 기관과 피부까지 미치는 신경들을 말초신경계라 한다. 교감신경은 말초신경계 중에서도 자율

신경계에 속한다.

교감신경이 흥분한 상태는 우리 몸이 위험한 상황에서 생존하기 위해 몸을 긴장시키고 언제든지 맞서 싸우거나 도망갈 준비를 갖추는 것이라 볼 수 있다. 구체적으로 혈관 수축, 혈압 증가, 심장 박동 증가, 장 운동 억제, 호흡 증가, 방광 확장, 동공 확대, 땀 증가, 성적 흥분 감소 등이 일어난다. 화장실 신호가 오거나 성적으로 흥분하면 싸우거나 도망가는 데 방해가 될 게 뻔하기 때문이다.

이 현상들은 원하는 것만 선택해서 작동시킬 수 없다. 모든 현상이 한꺼번에 벌어진다. 그렇기 때문에 교감신경을 건드리는 약을 투여하면 온갖 부위에서 서로 무관해 보이는 부작용들이 동시다발로 나타난다(약효와 부작용의 강도는 약마다 다르다).

슈도에페드린은 특히 부어오른 코점막의 혈관을 수축하는 데 유용하다. 그래서 코막힘 증상이 나타나는 코감기와 비염에 널리 쓰인다. 원인을 치료하기보다는 증상을 가라앉히는 약이다. 사실 단순 코감기는 약을 먹든 먹지 않든 1주일쯤 지나면 낫는다. 슈도에페드린을 먹는다고 더 빨리 낫는 것도 아니다. 평소 비염이 없었고 코감기 증상이 심하지 않으면 생리식염수로 코를 세척하거나 습도를 조절하는 등 다른 방법을 먼저 시도해보는 것이 좋다.

이런 점을 주의해야 합니다

슈도에페드린이 혈관을 수축하기 때문에 생기는 대표적인 부작용이 고혈압이다. 그 밖에 교감신경이 흥분하면서 원하는 약효(코막힘 완화)는 안 나타나고 다른 현상이 나타나기도 한다. 심장이 빨리 뛰어 가슴이 두근거리고, 방광이 확장되어 소변이 충분히 빠져나가지 않고 남아 있는 요저류 증상도 생길 수 있다. 긴장하고 흥분해서 잠은 오지 않는데 피곤하고 어지럽고 메스껍고 불안할 수 있다. 피부 발진이나 농포, 대장염도 생길 수 있다.

약국에서 일반의약품으로 판매하는 슈도에페드린 복합제제는 용량이 1알당 60mg 이하다. 용량이 더 높은 것은 전문의약품이다. 약국에서 슈도에페드린이 들어간 약을 처방 없이 판매할 때는 한 사람에게 4일분까지만 판매하도록 정해져 있다.

이렇게 먹습니다

슈도에페드린은 1회 30~60mg을 하루 3~4번 복용한다. 하루 최대 복용량은 240mg이다. 하루 4번 이내로 최소 4시간 간격으로 복용한다. 이는 증상이 계속될 때의 복용법이다. 슈도에페드린은 원인을 치료하는 것이 아니라 증상을 줄이는 약이므로 필요할 때만 복용하고 증상이 없어지면 복용을 멈추면 된다. 임신, 수유 중에는 복용을 권하지 않는다. 수유 중에 부득이하게 복용해야 한다면 의사와 상의하고 수유를 중단하도록 한다.

슈도에페드린을 카페인과 함께 복용하면 중추신경을 과도하게 자극할 수 있다. 카페인 음료나 카페인이 든 감기약, 생리통약과 함께 복용하지 않도록 주의하자.

슈도에페드린의 부작용이나 의존성은 장기 복용할 때 더 문제가 된다. 그래서 최대 1주일 동안 복용해보고, 열이 나거나 증상이 계속되면 병원에 가서 의사에게 진료받기를 권한다. 특히 고혈압, 전립선비대증, 천식 환자는 슈도에페드린을 복용하기 전에 의사와 상의해야 한다.

코감기약의 오남용

슈도에페드린이 함유된 약을 살펴보면 조금 이상한 점이 눈에 띈다. 슈도에페드린 60mg와 다른 성분이 섞인 약은 일반의약품이고, 슈도에페드린만으로 이루어진 약은 용량이 30mg밖에 되지 않아도 전문의약품이다. 이는 슈도에페드린 단일 제제는 마약으로 바꾸기 쉽기 때문이다.

슈도에페드린과 에페드린은 교감신경을 자극해서 운동 능력을 향상한다고 알려져 있어 운동선수들이 복용하다가 도핑테스트에 걸리기도 한다. 에너지 대사를 촉진한다는 점 때문에 한방 형태의 다이어트 보조제 성분으로도 쓰인다. 이 효과는 일시적이고 몇 주 이상 복용하면 부작용이 심하고 금단 증상도 생긴다. 게다가 마약인 메스암페타민(필로폰)의 원료로 쓰여 미국에서는 아예 건강기능식품과 식품에 넣는 것을 법으로 금지했다. 또 이 때문에 많은 제약회사가 슈도에페드린을 페닐레프린으로 대체했다. 종합감기약 테라플루의 한 성분인 페닐레프린은 슈도에페드린과 화학 구조가 비슷하면서 메스암페타민으로 바꿀 수 없다. 대신 약효는 떨어진다. 우리나라에서도 슈도에페드린이 조금이라도 들어가면 전문의약품으로 관리하자는 주장이 나오지만, 아직까지는 약국에서 손쉽게 살 수 있다.

가려움, 두드러기,
알레르기엔

세티리진

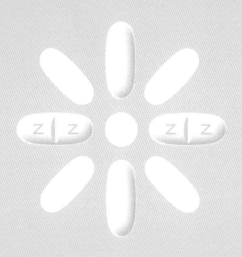

꽃가루 때문에 재채기가 나고 맑은 콧물이 흐르거나,
눈이 간지럽고 빨개지고 피부에 두드러기가 난다면
약국에서 지르텍정을 줄 확률이 높다. 광범위한 알레르기
반응을 가라앉히는 이 약의 성분이 바로 세티리진이다.

대표 제품	지르텍정, 지르텍액, 알레리진정, 노스민정, 알지엔스피드연질캡슐
용법	6세 이상 및 성인: 10mg씩 자기 전 하루 1회
복용 간격	24시간
24시간 최대 용량	10mg(권장)
임신	B등급
수유	수유 직후에 약을 복용하고 다음 수유까지 간격을 3~4시간 둔다.
주의점	1. 졸릴 수 있으므로 운전, 위험한 기계 조작 시 주의한다. 취침 전에 먹는 것이 좋다. 2. 복용하는 동안은 술을 피한다. 3. 의사, 약사와 상의 없이 다른 감기약과 함께 먹으면 지나치게 많은 양의 항히스타민제를 한꺼번에 복용해 위험하다. 4. 알약은 6세 이하, 물약은 2세 이하의 유아에게 투여하지 않는다.

1940년대부터 개발된 1세대 항히스타민제는 알레르기 증상을 완화하는 데 매우 효과적이었다. 하지만 약효가 좋은 만큼 졸음이 심하게 쏟아지는 부작용이 있었다. 알레르기 증상에서 해방되는 것은 좋지만, 운전을 하거나 일을 하는 데 잠들어 버리는 위험을 감수할 만한 가치가 있는 것일까? 1세대 항히스타민제는 졸음만 제외하면 안전하고 약효가 상당히 좋기 때문에 과학자들은 이를 개선한 항히스타민제를 찾는 데 많은 노력을 기울였다. 결국 1980년대에 부작용을 거의 없앤 2세대 항히스타민제를 찾는 데 성공했다. 세티리진cetirizine과 로라타딘 등이다.

항히스타민제를 먹고 졸린 것은 약이 뇌에서도 작용하기 때문이다. 즉 잠을 깨게 하는 히스타민의 작용을 방해하는 것이다. 피는 온몸을 돌아다닌다. 발가락 끝으로도 가고 뇌로도 간다. 그런데 뇌는 몸 전체에 필요한 의사 결정을 하는 아주 중요한 부분이다. 그래서 물질이 혈관에서 뇌로 들어가려면 이를 선별해서 받아들이는 막을 통과하게 되어 있다. 이 막을 뇌혈관장벽이라 부른다. 1세대 항히스타민제는 뇌혈관장벽을 통과해 졸음을 일으키지만 2세대 항히스타민제는 뇌혈관장벽을 통과하지 못해 졸음 부작용이 훨씬 덜하다.

이 약은 이런 일을 합니다

세티리진 같은 항히스타민제는 히스타민 수용체 중 하나인 H1수용체에 결합해서 히스타민의 작용을 막는다. H1수용체는 말초신경에도 있고 뇌에도 있는데, 말초신경의 H1수용체를 억제하면 알레르기성 비염, 두드러기, 가려움 등 각종 알레르기 증상을 가라앉힐 수 있다. 세티리진과 슈도에페드린이 함께 들어 있는 비염약도 있다.

세티리진 앞에 '레보'가 붙은 레보세티리진이라는 성분도 있다. 사실 세티리진은 '레보'세티리진과 '덱스트로'세티리진의 혼합물이다. 두 물질은 분자 구조가 거의 같고 입체구조에서 딱 한 군데가 다르다. 이 차이점 때문에 레보세티리진은 약효가 있고 덱스트로세티리진은 약효가 없다. 그러니까 레보세티리진은 세티리진에서 약효가 있는 물질만 분리한 것이라 보면 된다. 우리나라에서 세티리진은 일반의약품, 레보세티리진은 전문의약품으로 지정되어 있다.

이런 점을 주의해야 합니다

세티리진을 비롯한 항히스타민제의 대표적 부작용은 졸음
이다. 일반적으로 1세대 항히스타민제는 졸음 부작용이 심
하고 2세대, 3세대는 덜하다. 누구에게나 그런 것은 아니다.
개인차가 커서 어떤 사람은 1세대보다 2세대를 복용할 때
더 심하게 졸릴 수 있다. 따라서 자신이 먹었을 때 졸린 약
의 성분을 기억해 두면 좋다.

2세대 항히스타민제인 세티리진도 드물게 졸음, 두통이
나타날 수 있으므로 복용 초기에는 운전이나 위험한 기계
조작을 피한다. 입안이 마르는 현상도 흔한 부작용인데, 무
가당사탕을 먹거나 껌을 씹으면 도움이 된다. 메스꺼움, 복
통, 설사 등의 위장장애도 나타날 수 있다. 입마름과 위장
장애는 약을 끊으면 사라진다.

간혹 세티리진에 과민반응을 보이는 사람이 있다. 가려
움증, 얼굴과 손의 부종, 숨참, 흉통 등의 알레르기 반응과
심한 어지러움, 심한 피로감, 빠른 맥박, 발작 증상이 갑자
기 나타나면 바로 병원에 가야 한다.

그리고 정해진 용량보다 많이 복용하면 정신이 혼란스

럽거나 맥박이 빨라지고 설사, 어지러움, 피로, 두통 등이 나타날 수 있다. 따라서 먹기 전에 용량을 확인해야 한다. 특히 알레르기약과 감기약 둘 다에 항히스타민제 성분이 들어 있을 수 있다. 확인 후 하나만 먹도록 하자(성분 이름이 달라도 약효가 비슷하므로 항히스타민제에 속한 성분을 중복으로 먹지 않도록 한다).

1세대 항히스타민제는 약효가 빠르게 나타나고 가격이 저렴한 편이어서 테라플루 같은 종합감기약에 단골처럼 들어간다. 맑은 콧물이 흐르거나 코가 간질거리면서 재채기가 날 때 먹는다. 테라플루가 아침약, 저녁약으로 따로 포장된 것도 항히스타민제가 졸음을 유발하기 때문이다. 아침약에는 항히스타민제를 빼거나 졸리지 않은 성분으로 대체한다.

복용법

이렇게 먹습니다

세티리진 단일 제제는 1알의 용량이 10mg이고 일반적인 1회 복용량도 10mg이다. 시럽은 10mL에 세티리진이 10mg

들어 있으므로 10mL를 복용하면 된다. 6세 이상의 어린이
와 성인은 하루 1회 10mg을 먹는다. 시럽은 2세 이상부터
복용 가능하다. 2세 이상 유아의 몸무게가 30kg 이상이면
하루 1회 10mL, 30kg 미만이면 하루 1회 5mL을 복용한다.

항히스타민제를 복용했을 때 부작용이나 이상반응이
참기 힘들 정도로 나타난다면, 아침과 저녁으로 나눠 하루
2회, 한 번에 5mg씩 복용할 수 있다. 식사와 관계없이 날마
다 일정한 시간에 먹는다. 졸음, 진정 작용이 있으므로 자
기 전에 먹으면 좋다. 술을 마시면 졸음이 더 심해질 수 있
으니 복용 기간에는 음주를 삼간다.

일부 정신과약(특히 중추신경억제제), 일부 항바이러스제,
천식에 쓰는 테오필린 성분의 약 등과 상호작용을 일으키
므로 함께 복용하지 않는다.

더 알아보기 1

항히스타민제의 다른 쓰임

항히스타민제는 멀미약에도 들어간다. 멀미는 감각이
너무 예민해져서 생길 수도 있는데 이런 경우에 항히스타
민제가 예민해진 감각을 가라앉혀 준다. 메클리진, 디멘히
드리네이트, 클로르페니라민 등 1세대 항히스타민제가 쓰

인다. 스코폴라민과 혼합해 멀미약을 만들기도 한다.

한편 알레르기원과 접촉이 확실할 때 예방 목적으로 항히스타민제를 먹을 수도 있다. 알레르기원이 될 수 있는 것은 고양이 털, 달걀, 땅콩, 게 등 다양하다. 알레르기가 있는 사람은 보통 자신이 무엇에 알레르기가 있는지 알고 있다. 사람마다 알레르기 반응의 강도가 다르므로 약을 먹을 수도 있고 먹지 않고 최대한 접촉을 피할 수도 있다. 옻은 꽤 많은 사람에게 알레르기를 일으킨다. 약국에서 옻닭을 먹으러 갈 때 먹는 약을 달라고 하면 대부분 세티리진 성분의 지르텍정을 내준다.

더 나은 삶을 위한,
고마운 약

가벼운 불면증에 먹는
수면유도제

독시라민

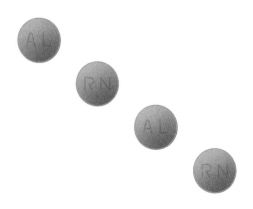

불안, 긴장, 불면 등을 완화한다. 잠이 잘 오지 않지만
병원 진료를 받을 만큼 심각하지 않을 때, 약국에서
살 수 있는 수면유도제다. 그밖에 임신부의 입덧을
완화하는 약으로도 쓴다.

대표 제품	(독시라민 단일 제제의 경우)아론정, 스메르정
용법	성인 25mg씩 자기 전 하루 1회
복용 간격	24시간
24시간 최대 용량	25mg(권장)
임신	A등급
수유	복용 금지
주의점	1. 운전, 위험한 기계 조작 시 주의한다. 취침 전에 먹는 것이 좋다. 2. 복용하는 동안은 술을 피한다. 3. 2주 정도 복용해도 낫지 않으면 의사, 약사에게 문의해서 다른 방법을 찾는다. 4. 어린이, 청소년, 녹내장 환자, 수유부는 복용하지 않는다. 눈에 이상반응이 나타나면 의사, 약사와 상의한다. 5. 부작용으로 입안이 마를 수 있다.

더 나은 삶을 위한, 고마운 약

1세대 항히스타민제는 알레르기 증상을 낮춰주는 대신 아무도 원치 않은 졸음을 유발해서 골치를 썩였다. 그렇다면 발상을 바꿔 불면증 환자에게 이 약을 주면 어떨까? 항히스타민제의 진정 작용이 잠을 자는 데 도움이 되지 않을까?

실제로 1세대 항히스타민제 성분인 독시라민doxylamine, 디펜히드라민은 수면유도제로도 허가되어 있다. 많은 사람이 자기 전에 수면제 1알만 먹으면 마법처럼 푹 자고 개운하게 일어날 것이라 기대한다. 하지만 수면제는 중추신경을 강하게 억제하고 의존성이 쉽게 생기기 때문에 전문의약품으로 관리한다. 반면에 수면유도제는 일반의약품으로 처방전 없이도 약국에서 살 수 있다.

수면유도제는 수면제보다 효과가 약하지만 더 안전하고 사람에 따라 수면유도제만으로 좋은 효과를 볼 수 있다. 따라서 그리 심하지 않고 일시적인 수면장애가 있다면 써볼 수 있다.

이 약은 이런 일을 합니다

독시라민은 세티리진처럼 항히스타민제에 속하므로 작용 원리도 같다. 히스타민 수용체 중 하나인 H1수용체에 결합해 히스타민의 작용을 막는다. 독시라민은 뇌혈관장벽을 통과해서 뇌에서도 작용한다. 뇌에서 각성 효과를 일으키는 히스타민을 방해해서 진정 효과가 생기고 잠이 오는 것이다.

수면유도제는 어디까지나 보조적인 치료다. 다른 질환이 없을 때, 수면유도제나 수면제를 복용한 적이 없을 때, 일시적이거나 단기간의 불면증을 치료하는 데 효과적이다. 특히 잠드는 것이 어려운 증상에 좋다. 만성적인 불면증에는 효과가 별로 없다.

약국에서 처방전 없이 살 수 있는 수면유도제는 독시라민, 디펜히드라민 두 가지다. 독시라민은 디펜히드라민보다 몸에 더 오래 남아 있어서 사람에 따라 다음 날 오전까지 약 기운이 있을 수 있다. 수면유도제를 처음 복용하는 사람은 지속 기간이 짧은 디펜히드라민부터 먼저 시도해보기를 권한다. 대신 독시라민은 임신 중에도 안전하게 복용할 수 있다는 장점이 있다. 디펜히드라민은 임신부 등급 B로 안전하다는 근거 자료가 부족하므로 임신한 여성에게 권장하지 않는다.

미국에서는 독시라민을 비염약, 코감기약으로도 쓰지만 우리나라에서는 수면유도제와 입덧약으로만 쓰고 있다.

부작용

이런 점을 주의해야 합니다

독시라민도 입마름, 위장장애 등 세티리진과 비슷한 부작용을 갖고 있다. 많은 항히스타민제의 공통적인 특징이다. 입안이 건조하면 얼음 조각을 물고 있거나, 무가당 껌을 씹거나, 사탕을 먹는 것이 도움이 된다. 또한 물을 충분히 마시고 섬유소가 풍부한 음식을 먹도록 한다.

자기 전에 먹는 약이지만 간혹 다음 날 낮까지 졸릴 수 있다. 따라서 운전하거나 위험한 기계를 조작할 때 주의한다. 시야가 희미해지고 눈에 이상반응이 나타나면 바로 병원에 간다.

이렇게 먹습니다

성인은 하루 1회 독시라민 25mg을 반드시 자기 30분 전에 먹는다. 불면증 치료 목적으로는 하루에 25mg까지만 허용된다. 많이 먹는다고 잠이 빨리 오지 않으며 부작용만 심해지므로 용량을 지키도록 한다. 15세 이하나 녹내장 환자, 수유부는 복용하지 않는다.

독시라민을 복용하는 기간에 술을 마시면 졸음, 진정 작용이 지나치게 강해질 수 있다. 또 함께 복용하는 감기약, 멀미약, 비염약에 항히스타민제 성분이 들어 있지 않은지 확인해서 과다 복용을 막는다.

독시라민은 중독성은 없지만 단기 치료에 적합하다. 오래 먹으면 또 다른 부작용이 나타날 수 있다. 2주 동안 복용해도 불면증이 낫지 않으면 더 먹지 말고 약이 아닌 다른 방법을 시도해보거나 병원 진료를 받도록 한다.

더 알아보기 1

입덧약

독시라민은 입덧 증상에도 쓴다. 피리독신(비타민 B6)도 입덧에 도움이 되므로 두 성분을 합친 약이 시중에 나와 있다. 두 성분 모두 태아에게 안전하다는 근거가 있어 임신부 등급 A에 속한다. 임신 2~4개월에 주로 나타나는 입덧은 호르몬 변화에 따른 생리적인 현상이다. 집 안 분위기를 바꾸고, 가벼운 산책도 하고, 취미에 열중하고, 자극적인 음식을 피하는 등의 방법으로 입덧이 낫지 않을 때, 독시라민으로 메스꺼움과 구토를 조절한다.

더 알아보기 2

불면증에 도움을 주는 다른 일반의약품

한방 제제로는 천왕보심단(제품명 예: 천심, 진정환)이 마음을 편안하게 해서 잠이 오게 한다.

생약 성분의 수면유도제 레돌민정은 서양에서 옛날부터 잠이 안 올 때 사용했던 길초근 추출물과 호프 추출물 성분이다. 수면 리듬을 회복하는 효과가 있다. 보통 1개월 이상 꾸준히 복용해야 효과를 볼 수 있고, 수입된 약이라 가격이 비싼 것이 흠이다.

옛날에는 없던 병

시대에 따라 인간 사회에 만연하는 질병은 달라져 왔다. 농경이 시작되어 많은 인구가 공동 생활하기 전에는 전염병이 드물었다고 한다. 또한 1900년대 전반까지만 해도 감염된 대다수의 목숨을 앗아갔던 전염병이 오늘날에는 항생제와 백신으로 거의 사라지거나 사망률이 낮아졌다.

반면 오늘날에는 1960~1970년대에 드물었던 크론병, 과민성대장증후군, 천식, 아토피 환자가 급증했다. 그리고 빠르게 돌아가는 현대 사회의 스트레스가 만병의 원인으로 대두되어 불면과 우울감을 호소하는 사람도 늘어났다. 이처럼 질병과 사회는 무관하지 않다. 미래에는 개인의 사회적, 정신적 환경과 생활습관의 연결 고리를 찾는 연구가 활발해질 것으로 기대한다.

미칠 듯이 잠이 안 오는
밤

졸피뎀

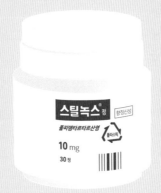

잠들기 어렵거나 깊은 잠을 자지 못할 때 병원에서
처방한다. 잠에 드는 데 필요한 시간을 줄이고 총 수면
시간도 늘린다. 오래 복용하면 약효가 떨어지고 의존성이
생기니 4주 이내의 단기 치료가 권장된다.

대표 제품	스틸녹스정10mg, 졸피드정5mg·10mg, 스틸녹스CR정6.25mg·12.5mg
용법	성인 5~10mg씩 자기 전 하루 1회
복용 간격	24시간
24시간 최대 용량	10mg(서방형 제제는 12.5mg)
임신	C등급
수유	복용 금지
주의점	1. 식사 도중이나 직후에 먹으면 약효가 늦게 나타나니 자기 직전에 공복 상태로 먹는다. 2. 운전과 위험한 기계 조작을 주의한다. 3. 되도록 금주하고 저녁에 술을 마셨다면 그날 밤에는 졸피뎀을 먹지 않는다. 4. 4주 이상 먹지 않고 중단할 때는 처방에 따라 점진적으로 감량한다. 5. 전문가와 상의 없이 다른 수면제, 진정제를 먹지 않는다. 6. 서방형 제제는 쪼개거나 씹어 먹지 않는다.

더 나은 삶을 위한, 고마운 약

우리는 매일 잠을 잔다. 하지만 잠에 대해 아직 모르는 사실이 많다. 불면증이 왜 생기는지 알아내는 일 역시 만만치 않다. 불면증은 누구나 한 번쯤 겪어본 흔한 증상이다. 우울증, 불안장애, 하지불안증후군, 수면무호흡증 등 다른 질환 때문에 불면증이 생길 수도 있고 복용하고 있는 약의 부작용일 수도 있다.

우리나라와 미국의 불면증 진료 가이드라인에 따르면 불면증을 일으키는 다른 질환이 있는지 먼저 알아보고, 인지행동치료를 해도 낫지 않거나 치료를 받을 여건이 되지 않을 때 수면제를 사용한다. 만성적인 불면증에 가장 좋은 치료는 규칙적으로 생활하고, 땀 흘려 운동하고, 낮잠과 카페인을 피하고, 스트레스를 푸는 방법을 찾는 것이다.

하지만 머리로는 알고 있어도 습관을 바꾸기란 쉽지 않다. 몇 개월씩 노력을 기울여 생활습관을 바꾸는 방법과 알약 하나를 먹고 30분 이내에 잠들어 8시간 후에 개운하게 깨어나는 방법이 있다고 하자. 많은 사람이 두 번째 방법에 끌릴 것이다.

인지행동치료는 수면제와 비교할 때 부작용도 없고 효과도 훨씬 오래간다. 수면제는 불면증으로 많이 괴로울 때 단기적으로 복용해서 부족한 휴식을 취하는 데 유용하다. 이를 염두에 두고 처방받은 수면제를 현명하게 복용하자.

이 약은 이런 일을 합니다

오늘날 처방되는 수면제 성분은 크게 벤조디아제핀계 약물과 Z-약물로 나눌 수 있다. 두 약물군은 분자 구조가 크게 다르지만, 신기하게도 같은 수용체에 결합해서 작용한다. 졸피뎀zolpidem은 Z-약물에 속한다.

뇌에 있는 감마아미노뷰티르산GABA, gamma-aminobutyric acid 이라는 물질은 억제성 신경전달물질이다. GABA가 GABA 수용체에 결합하면 뇌세포의 흥분을 억제한다. 간단히 말해서 중추신경을 둔하게 만들어 잠을 유도한다. 벤조디아제핀계 약물과 Z-약물은 GABA 수용체에 결합해서 GABA의 진정 및 수면 작용을 강화한다.

졸피뎀은 효과가 빠르게 나타나고 지속 시간이 약 4시간으로 짧은 편이다. 다음 날 낮까지 졸리는 부작용은 약하지만 수면 유지 효과까지 약할 수 있다. 그래서 약효 지속 시간을 7~8시간으로 늘린 서방형 제제로도 사용된다(제품명 예: 스틸녹스CR6.25mg, 스틸녹스CR12.5mg).

이런 점을 주의해야 합니다

어떤 사람은 졸피뎀이 잘 맞아서 아주 개운하게 자고 일어
나고, 어떤 사람은 다음 날 정신이 맑지 않고 심한 두통을
느끼기도 한다. 졸피뎀을 먹고 나타나는 비교적 가벼운 부
작용으로는 졸음, 두통, 현기증, 악몽, 설사, 복통 등이 있다.

졸피뎀이 중추신경을 억제하기 때문에 복용 다음 날 활
동에 지장이 있을 수도 있다. 그래서 복용법을 잘 지켜야
한다. 졸피뎀을 먹은 후 적어도 8시간 동안은 휴식을 해야
명료한 정신 상태로 작업을 할 수 있다. 자신은 완전히 잠
에서 깨어났다고 느껴도 사실은 아닐 수 있다.

졸피뎀의 특이한 부작용으로 몽유병이 있다. 자다가 잠
깐 일어나서 식사, 전화통화, 운전을 하고서는 다음 날 전혀
기억하지 못하는 사례가 종종 보고된다. 기업 대표나 정치
인이 졸피뎀을 먹고는 새벽에 교통사고를 낸 기사가 나기도
한다.

졸피뎀을 비롯한 수면제는 중독 가능성에서 자유롭지
못하다. 따라서 처방전 없이 약국에서 살 수 없음은 물론,
정부에서 향정신성의약품으로 지정해 엄격하게 관리한다.

오랫동안 복용하면 최대 용량을 써도 약효가 부족해서 더 많이 복용하려는 심리가 생기고 결국 중독되기 쉽다. 치료 기간이 길어질수록 남용과 의존성의 위험이 커지므로 졸피뎀을 복용할 때는 기간은 최대한 짧게 잡고, 4주를 넘지 않도록 한다.

복용법

이렇게 먹습니다

졸피뎀은 약효가 빨리 나타나므로 자기 직전에 먹어야 한다. 성인의 하루 최대 복용량은 10mg이다(서방형 제제는 12.5mg이다). 사람에 따라 가장 최소 양으로 효과를 보도록 처방한다. 여성은 남성보다 몸에서 졸피뎀을 분해하는 데 더 오래 걸린다. 그래서 2014년 미국 FDA에서는 여성의 최초 복용량을 하루 한 번 5mg으로 허가사항을 바꿨다(서방형 제제는 6.25mg이다). 남성도 하루 5mg으로 충분한 경우가 많으므로 용량을 낮출 것을 권했다. 물론 필요에 따라 하루 10mg까지는 처방할 수 있다. 65세 이상인 경우에도 하루 5mg부터 시작하고, 18세 미만에게는 졸피뎀을 처방하지

더 나은 삶을 위한, 고마운 약

않는다.

용량을 늘리면 부작용이 심해지고 위험해지므로 마음 대로 더 먹으면 안 된다. 효과가 없다고 생각될 경우는 담당의사와 상담해서 해결책을 찾도록 한다. 갑자기 투여를 중단했다가 금단 증상과 전보다 더 심한 불면증이 생길 수 있으니 천천히 감량해서 처방해줄 것이다.

졸피뎀은 식사와 함께 먹거나 식사 직후에 먹으면 약효가 늦게 나타날 수 있다. 따라서 반드시 자기 직전에 공복 상태로 먹는다. 졸피뎀과 함께 술을 마시면 심장박동과 호흡이 느려질 수 있다. 저녁에 술을 마셨다면 그날 밤에는 졸피뎀을 복용하지 않도록 한다. 담배를 피우면 졸피뎀의 약효가 떨어질 수 있다. 카바카바, 호프, 길초근, 시계꽃 같이 진정 작용을 하는 천연 영양제나 다른 수면제, 진정제도 중복으로 복용하면 진정 작용이 너무 강해져서 위험하다.

더 알아보기 1

향정신성의약품이란

향정신성의약품은 "인간의 중추신경계에 작용하는 것으로서 이를 오용하거나 남용할 경우 인체에 심각한 위해가 있다고 인정되는 물질"로 대한민국 법령에 정의되어 있다. 향정신성의약품으로 지정되면 마약류로 취급해 엄격하게 관리되고 법을 어긴 사람은 무거운 처벌을 받는다.

작은 병원에서 약사로 근무할 때 일이다. 퇴근 1시간 전만 되면 항상 같은 풍경이 펼쳐졌다. 우선 금고를 열어 마약류 약품의 개수를 세고(마약류는 작은 단위로 포장되어 있어 비교적 세기가 편했다) 그다음에는 향정신성의약품을 꺼내 개수를 셌다. 개봉하지 않은 약은 세기 쉬웠지만 이미 통을 개봉한 약은 통에서 잠시 꺼내 일일이 세야 했다. 전날 재고에서 그날 사용량을 빼 개수가 맞는지 확인하고 장부에 기록했다. 날마다 하기에는 좀 지루한 일이지만, 마약류 약물은 철저하게 관리를 해야 한다.

더 나은 삶을 위한, 고마운 약

가장 많이 쓰는
우울증 치료제

플루옥세틴

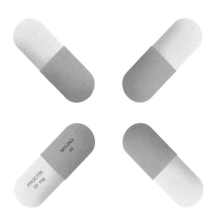

우울증 치료에 가장 널리 쓰이고 섭식장애, 강박증,
공황장애, 월경전증후군에도 처방한다. 인지, 기억 등 정신
작용에 영향을 주기 때문에 병원에서 처방을 받아야 한다.

대표 제품	푸로작캡슐20mg, 푸로작확산정20mg, 푸록틴캡슐, 푸록틴캡슐10mg
용법	20mg부터 시작, 하루 1회 아침에 복용
복용 간격	24시간(처방에 따라 다름)
24시간 최대 용량	80mg
임신	C등급
수유	수유를 중단하거나 최소 유효량만 복용
주의점	1. 임의로 용량을 바꾸거나 복용을 　중단하지 않는다. 2. 위장장애가 나타나면 식사 직후에 　복용한다. 3. 복용 기간에 정신 상태나 행동의 변화가 　나타나는지 주의 깊게 관찰하고 진료 시 　의사에게 알린다. 4. 고열, 의식장애, 근육강직 등이 　나타나면 즉시 응급실에 간다. 5. 불면증이 생길 수 있으니 저녁 늦게 　복용하지 않는다. 6. 술, 카페인, 트립토판 보충제를 피한다.

더 나은 삶을 위한, 고마운 약

마음의 감기라 부르는 우울증에 관심이 모이고 있다. 옛날보다 우울증 환자가 늘어나서가 아니라, 정신질환을 터부시하던 분위기가 많이 바뀐 덕이다.

옛날에는 정신질환 증상이 아주 심각하지 않는 한 병으로 취급하지 않았다. 그래서 공식적으로는 환자 수가 적었다. 1950년대 스위스 제약회사 가이기가 우울증약의 수요가 너무 적어서 신약 개발을 망설일 정도였다. 오늘날 인류의 10%가 우울증을 겪는데도 말이다. 1950년대만 해도 뇌의 일부를 잘라내거나 전기 충격을 줘서 우울증을 비롯한 정신질환을 '치료'했다.

우울증 환자는 유전, 햇빛 부족, 스트레스 등 다양한 이유로 뇌에서 세로토닌이 부족한 경우가 많다고 알려졌다. 따라서 과거에도 세로토닌, 노르에피네프린, 도파민 등 뇌의 신경전달물질을 조절하는 약으로 우울증을 치료했다. 하지만 기존의 약들은 부작용이 심했다.

이에 개발된 성분이 플루옥세틴fluoxetine이다. 플루옥세틴은 수면유도제 성분인 디펜히드라민에서 출발했다. 화학자 브라이언 몰로이는 디펜히드라민의 분자 구조를 미세하게 바꾼 후보 물질을 수십 개 만들었다. 그리고 하나하나 테스트해서 1972년 마침내 세로토닌의 재흡수만 억제하는 물질인 플루옥세틴을 찾아냈다. 1986년부터 처방되기 시작한 플루옥세틴 제제는 기존의 약보다 훨씬 안전하고 부작용이 적어서 우울증 치료의 발전에 한 획을 그었다.

그렇다면 어떨 때 우울증이라고 할 수 있을까? 미국정신의학회 정신장애 진단 통계편람DSM-4에서 소개하는 주요 우울장애의 진단 기준은 다음과 같다. 아홉 가지 증상 중 최소 다섯 가지 이상(1, 2번 중 하나 이상)을 포함해야 한다. 일상이 방해될 정도로 기분을 조절할 수 없을 때, 정신건강의학과 의사와 면담을 해 진단받는다. 다른 질환을 배제하고 진단 기준에 부합하는지 확인하며 상태를 종합적으로 고려해야 한다.

1. 최소한 2주 동안 거의 매일 우울한 상태가 계속된다.
2. 일상생활에 관심과 흥미를 잃는다.
3. 식욕이 늘거나 줄어든다(체중 5% 감소 또는 증가).
4. 잠을 못 이루거나 지나치게 오래 잔다.
5. 참을 수 없이 감정이 복받치거나 어디에도 반응을 보이지 않고 정신적으로 둔해진다.
6. 피로감이 심해진다.
7. 죄의식이나 자신이 쓸모없다는 느낌이 강하게 든다.
8. 집중력과 결단력이 떨어진다.
9. 자살을 시도하거나 자살에 대해 자꾸 생각한다.

더 나은 삶을 위한, 고마운 약

이 약은 이런 일을 합니다

세로토닌은 뇌에서 기분, 수면, 식욕을 조절하고 학습, 기억에도 관여한다. 뇌에서 세로토닌이 작용할 때는 뇌세포와 뇌세포 사이의 시냅스라는 공간이 중요하다. 시냅스를 통해 뇌세포끼리 신호를 주고받기 때문이다. 앞쪽 뇌세포의 끝에서 분비된 세로토닌이 뒤쪽 뇌세포 첫머리에 있는 세로토닌 수용체에 결합하면, 뒤쪽 뇌세포에 신호가 '켜진다.' 이는 앞쪽 뇌세포에서 전해지던 신호와 같은 종류의 신호가 뒤쪽 뇌세포로도 전달된다는 뜻이다. 이런 식으로 서로 떨어져 있는 뇌세포와 뇌세포 사이에 신호를 전하는 물질을 신경전달물질이라 한다. 세로토닌은 우리 몸에 있는 여러 신경전달물질 중 하나다.

이때 분비된 세로토닌은 수용체에 결합했다가 일정한 시간이 흐르면 떨어져 나온다. 떨어져 나온 세로토닌 중 약 90%는 앞쪽 시냅스로 '재흡수'된다. 재활용이 가능하다는 뜻이다. 여기서 플루옥세틴이 등장한다. 플루옥세틴은 세로토닌이 앞쪽 시냅스로 재흡수되는 작용을 막는다. 그러면 세로토닌이 다시 뒤쪽 시냅스의 수용체에 결합할 것이고, 약이 작용하는 동안 계속해서 붙었다 떨어졌다를 반복한다. 마치 세로토닌의 양이 늘어난 것처럼 말이다. 따라서 플루옥세틴을 복용하면 세로토닌이 원래 하던 작용이 강화된다. 플루옥세틴처럼 작용하는 약들은 선택적 세로토닌 재흡수 억제제SSRI, selective serotonin reuptake inhibitor로 분류한다.

플루옥세틴은 4주 이상 복용해야 효과가 있다. 보통 효과가 나타나고도 재발을 방지하기 위해 6개월 이상 지속적으로 복용한다. 사람마다 원래 갖고 있던 세로토닌의 양이나 우울증의 원인이 각기 다르기 때문에 약에 대한 반응이 다르다. 플루옥세틴을 먹어도 낫지 않을 수 있다. 복용을 시작하고 6주 이내에 약효가 나타나지 않거나 부작용이 심하면 담당의사가 다른 항우울제로 바꿔서 처방해줄 것이다.

(부작용)

이런 점을 주의해야 합니다

플루옥세틴의 흔한 부작용은 두통, 메스꺼움, 불면증, 피로, 설사, 성기능장애다.

네다섯 명 중 한 명 꼴로 플루옥세틴 복용을 중단했을

더 나은 삶을 위한, 고마운 약

때 초조함, 현기증, 감각 이상 등 금단 증상이 나타난다. 그래도 다른 항우울제보다는 금단 증상이 덜한 편이라서 금단 증상이 나타나는 경우에만 의사와 의논해서 서서히 용량을 줄이다가 완전히 중단하면 된다.

어린이와 청소년의 뇌는 성인의 뇌와 다르다. 그래서 약에 대해 성인과 뚜렷하게 다른 반응을 보일 때가 많다. 항우울제 성분인 SSRI도 성인에게 없는 해로운 부작용이 어린 환자에서 발견된다. 2007년 미국 FDA는 SSRI 처방약에 25세 미만인 사람이 복용하면 자살 위험이 증가한다는 경고문을 넣는 것을 의무화했다.

플루옥세틴을 비롯한 항우울제는 다른 신경정신과약, 해열진통소염제, 설사약 등 많은 약과 상호작용을 일으키므로 처방을 받으려면 의사에게 복용 중인 약을 빠짐없이 알려야 한다.

그렇더라도 다른 항우울제보다 훨씬 안전하고 부작용이 덜한 편이어서 플루옥세틴, 파록세틴, 설트랄린, 에시탈로프람 등 SSRI는 우울증에 가장 흔히 처방된다.

이렇게 먹습니다

우울증을 치료할 때 처음에는 플루옥세틴을 하루에 한 번 20mg씩 처방한다. 사람에 따라 저녁에 먹으면 잠이 안 올 수 있고 특히 복용 초기에 활력이 생기는 사례가 있어서 오전에 먹으라고 권장한다. 그런데 약에 대한 반응은 사람마다 편차가 크다. 하루 1회 처방이라면 자신의 몸 상태나 생활 패턴에 맞게 날마다 같은 시간에 먹으면 된다. 4~6주가 지나야 약효가 있는지 판단할 수 있으므로, 한번 먹기 시작하면 꾸준히 먹어야 한다. 우울증이 아닌 다른 질환을 치료할 때는 의사가 더 많은 용량을 처방할 수도 있다. 처방에 따라 복용하되 일반적으로 하루 80mg이 최대 용량임을 알아두자.

플루옥세틴은 확산정의 형태로도 나와 있다(제품명 예: 푸로작확산정20mg). 확산정은 물에 빨리 녹게 만든 알약이다. 씹거나 통째로 삼키면 안 되고, 알약을 물에 녹여 마셔야 효과가 있다.

식사와 관계없이 복용할 수 있지만 약 때문에 위장장애가 생길 경우는 식사 중이나 후에 먹는 것이 도움이 된다.

플루옥세틴을 복용하는 동안 술, 커피, 차, 트립토판 보충제 (불면증 보충제)를 먹으면 부작용이 심해지거나 다른 위험이 커지므로 피해야 한다.

더 알아보기 1

근육통에 항우울제를

요즘처럼 컴퓨터로 일을 하는 시대에 목, 어깨, 허리 통증 때문에 고생하지 않는 사람은 없을 것이다. 아무리 해도 딱딱하게 굳은 목과 어깨가 풀리지 않고 통증이 심해서 병원 이곳저곳을 전전해봤다면, 의사가 항우울제를 써보자고 권했을 수도 있다.

근육통에 항우울제라니? 하지만 충분히 근거가 있고 종종 활용되는 처방이다. 세로토닌이 우리 몸에서 하는 일이 워낙 다양한데, 세로토닌이 부족해서 편두통, 근육통 같은 통증이 생길 수 있기 때문이다. 그렇지만 젊은 사람이라면 통증 때문에 항우울제를 먹기 전에 운동, 햇볕 쬐기, 자세 바로잡기 등을 먼저 시도하길 권한다.

더 알아보기 2

우울함을 덜어주는 식물

세인트존스워트St. John's wort 즉 성요한풀은 서양에서 고
대 그리스부터 우울증, 불면증, 상처에 쓰던 식물이다. 미국
에서는 건강기능식품으로 분류되고 알약이나 캡슐로 먹거
나 차로 마신다. 우리나라에서도 국내 제약회사가 세인트존
스워트 건강보조제를 수입하고 있고 직구로도 살 수 있다.

SSRI 항우울제와 효과도 부작용도 비슷하다고 알려져
있다. 하지만 개인차가 크고 효과가 없다는 연구 결과도 있
다. 항우울제를 이미 복용 중인데 세인트존스워트까지 먹으
면 부작용이 아주 심해져 위험할 수 있다. 특히 경구피임약
의 효과를 낮추므로 주의해야 한다.

멀미약에 숨겨진
무서운 부작용

스코폴라민

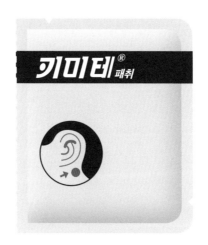

멀미로 생긴 구역질, 구토, 어지러움증을 예방한다.
우리에게는 귀 뒤에 붙이는 키미테패취로 친숙하다.
위경련이나 장경련, 배가 뒤틀리는 듯한 생리통이 있을 때
복부 경련을 줄이기도 한다.

대표 제품	키미테패취, 어린이키미테패취(8~15세용)
용법	성인 3일에 1매씩, 멀미가 예상되는 시점에서 최소한 4시간 전에 귀 뒤에 부착
투여 간격	72시간
72시간 최대 용량	1.5mg(어린이용은 0.75mg)
임신	C등급
수유	투여 금지
주의점	1. 3일 후에는 새 제품으로 교환한다. 새 패치는 이전 것과 다른 위치에 붙인다. 2. 깨끗하고 완전히 건조된 피부에 붙인다. 3. 약물이 눈에 들어가지 않도록 주의한다. 녹내장 환자는 붙이기 전에 의사와 상의한다. 4. 발진, 발적, 가려움증 등이 생기면 의사, 약사에게 문의한다. 5. 인지장애, 정신이상 등이 나타나면 곧바로 패치를 떼고 의사, 약사에게 문의한다.

스코폴라민scopolamine은 몇몇 가지과 식물에 들어 있는 알칼로이드 성분이다. 맹독성 식물인 사리풀에도 있어서 악마의 숨결이라는 별명도 있다.

특히 마녀들이 하늘을 날기 위해 온몸에 발랐다는 연고 witch's flying ointment의 성분 중 하나로 추정된다. 이 연고의 성분과 재료는 정확히 알려지지 않았지만 벨라돈나, 사리풀, 맨드레이크 등 독성이 강한 가지과 식물들이 들어갔을 것으로 추측된다. 그중 피부로 흡수될 가능성이 있는 것은 스코폴라민이다. 스코폴라민이 다량 흡수되면 환각에 빠져 하늘을 날고 있다고 착각할 수 있다.

이처럼 옛날부터 식물 추출물로 알려진 스코폴라민은 거짓말 탐지 약물, 자연분만 산모의 마취제로 다양하게 쓰였다. 하지만 복용량을 늘리면 독성이 심해서 오늘날에는 제한적으로 쓰고 있다.

(작용)

이 약은 이런 일을 합니다

스코폴라민은 크게 두 가지 작용을 한다. 첫째, 구토를 주관하는 뇌중추를 억제해서 메스꺼움과 구토를 차단한다. 둘째, 말초신경의 부교감신경을 억제한다. 둘 중 원하는 작용만 고를 수 없으며 동시에 일어난다.

첫 번째 작용을 활용해서 스코폴라민을 멀미약으로 쓴다. 패치 형태로 피부에 붙이기도 하고 메클리진, 디멘히드리네이트 등 항히스타민제와 복합 제제로 만들어 복용하기도 한다.

두 번째 작용은 경련을 줄이는 데 활용한다. 교감신경이 활성화되면 위험한 상황에서 생존하기에 적합한 상태가 된다. 부교감신경은 그 반대 기능을 한다. 몸의 긴장이 풀어지고 음식을 소화시키기 편안한 이완 상태가 된다. 스코폴라민의 약효와 부작용은 부교감신경의 기능과 밀접한 관계가 있다. 스코폴라민은 부교감신경을 억제한다. 이를테면 음식을 소화시키려면 위와 장이 활발히 운동해야 한다. 위장관이 적절히 꿈틀거려야 음식물이 이동한다. 그런데 위장관 평활근이 비정상적으로 빠르게 수축해서 경련이 일어날 때 스코폴라민이 부교감신경을 억제해서 경련을 가라앉힌다. 그래서 위장관의 경련과 통증, 경련이 동반되는 생리통에 스코폴라민 단일 제제 또는 스코폴라민과 아세트아미노펜의 복합 제제를 복용한다.

잘못 붙이면 이런 일이 벌어집니다

스코폴라민은 멀미에 효과가 아주 좋지만, 뇌에서도 작용하고 부교감신경도 억제하기 때문에 여러 가지 부작용이 나타난다.

스코폴라민 성분의 패치를 붙일 때는 특히 주의해야 한다. 우리에게는 기미테패취로 친숙하다. 스코폴라민이 과다 투여되면 방향감각 상실, 기억력 손상, 어지러움 등이 일어난다. 그런데 사람에 따라 보통 용량을 써도 인지장애가 생기고 정신이 이상해질 수 있다. 화장실에 가다가 길을 잃거나 환청이 들리는 식이다. 주로 노약자와 어린이가 주의해야 하지만 20대 초반 성인도 부작용을 겪은 사례가 있다. 이럴 경우에는 곧바로 패치를 떼고 의사, 약사와 상의한다. 노약자와 어린이에게는 다른 성분의 멀미약을 권한다. 쉽게 붙이는 키미테지만 조심해야 한다는 것을 잊지 말자.

그 밖에 스코폴라민이 포함된 모든 약은 공통적으로 동공이 커져 초점이 맞지 않거나, 심장박동이 빨라지거나, 입안이 마르거나, 변비가 생길 수 있다. 그리고 땀이 잘 배출되지 않으므로 사우나나 격렬한 운동을 피해야 한다.

이렇게 붙입니다

버스, 배, 비행기 등 운송수단에서 멀미가 생길 때가 많다. 멀미를 예방하려면 운송수단에 타기 최소한 4시간 전에 스코폴라민 성분이 든 패치를 붙여야 한다. 귀 뒤쪽 털이 없고 건조한 피부에 붙인다. 가장 대표적인 제품인 키미테패취 1매에는 스코폴라민 1.5mg이 들어 있다. 1매를 붙이면 효과가 3일 지속된다. 3일 이상 멀미를 예방해야 한다면, 이전 것을 떼고 반대편 귀 뒤에 새 패치를 붙인다.

패치를 떼어낸 후에는 비누로 손을 깨끗이 씻어야 한다. 특히 스코폴라민 성분이 눈에 들어갈 경우 눈에 직접 작용해서 문제가 생기므로 주의해야 한다. 목적지에 도착해서 필요가 없어지면 바로 제거하고, 약이 다른 곳에 묻지 않도록 부착면을 반으로 접어 어린이의 손이 닿지 않는 곳에 버린다.

패치 형태의 약은 한 번 붙이면 3일 동안 지속되어 편리하다. 하지만 약이 흡수되는 데 시간이 걸리기 때문에 이동하기 최소한 4시간 전에 붙여야 효과가 있다. 이와 달리 알약과 마시는 약은 30분에서 1시간 전에만 복용하면 된다. 다만 약효가 그리 오래가지 않는다. 추가로 복용할 때는 간격을 4시간 두고 하루 2회까지만 복용한다.

더 알아보기 1

어린이용 멀미약

어릴 때 학교에서 조금 먼 곳으로 견학이나 수학여행을 갈 때면 다들 귀 뒤에 동그란 살색 스티커를 붙이고 버스에 올랐다. 멀미 하면 '키미테'가 떠오를 정도로 키미테패취는 우리에게 익숙하다. 하지만 키미테패취의 성분인 스코폴라민의 부작용을 더 자세히 알게 된 지금은 키미테패취를 권장하지 않는다. 어린이용 키미테는 2012년부터 전문의약품으로 바뀌었다. 7세 이하의 어린이는 사용하지 않도록 아예 약의 제품명 끝에 '8~15세용'이라고 못 박아두었다. 어린이용 키미테패취 1매에는 스코폴라민이 어른용의 절반인 0.75mg 함유되어 있다. 15세 이하는 무심코 어른용 키미테패취를 붙이지 않게 조심해야 한다.

약국에서 처방전 없이 살 수 있는 어린이 멀미약은 스코폴라민보다 안전한 성분인 항히스타민제와 피리독신(비타민 B6)이 주성분이다.

우주비행사의 멀미

멀미는 영어로 motion sickness다. 배나 비행기를 타도 멀미를 하는데, 우주비행선을 타면 어떨까? 우주의 무중력 상태에서 균형 감각을 잃거나 어지럽고 메스꺼운 멀미를 space motion sickness 또는 space sickness라 한다.

실제로 한때 우주비행사에게 스코폴라민 성분의 멀미약을 투여했다. 오늘날에는 약을 최소한으로 사용하고 몸이 우주 환경에 자연스럽게 적응하기를 기다리는 편이다. 보통 하루 이틀이면 적응한다. 다만 우주복을 입은 상태에서 구토를 하면 토사물을 치우기 곤란하고 목숨까지 위험해질 수 있기 때문에, 보통 항히스타민제 성분의 패치를 붙이고 훈련이나 비행을 시작한다.

찢어질 듯한 근육통에

클로르족사존

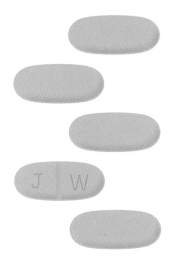

약국에서 처방전 없이 살 수 있는 유일한 근이완제
성분이다. 근육이 심하게 뭉치거나 담이 걸렸을 때,
근육통이 있을 때, 통증과 함께 근육이 불규칙적으로
수축하고 이완하는 근경련이 일어났을 때 쓴다.

대표 제품	한미리렉스정, 리리스정, 피로펜정
용법	성인 200~500mg씩 하루 4회 이하
투여 간격	4~6시간
24시간 최대 용량	2000mg(미국은 3000mg)
임신	C등급
수유	수유 중단
주의점	1. 약을 먹고 졸릴 수 있다. 운전을 하거나 위험한 기계를 조작할 때 주의한다. 2. 복용 기간 중에 술을 마시면 진정 작용이 심해져 저혈압이 생길 수 있다. 3. 발진, 발적, 가려움증 등이 나타나면 빨리 병원에 간다. 4. 정해진 용량보다 많이 먹지 않도록 주의한다.

더 나은 삶을 위한, 고마운 약

엔세이드 중 하나인 아세클로페낙, 근이완제, 위장약. 이 세 약을 조합한 처방은 정형외과에서 근육, 인대, 힘줄, 관절에 심하지 않은 통증이 있을 때 두루 쓰는 단골 손님이다. 발목이 다친 사람이 정형외과에 가면 이 조합으로 처방을 해 줄 것이다. 구부정하게 컴퓨터를 붙잡고 사는 현대인에게 필수적으로 나타나는 근육 뭉침과 통증에도 이 조합의 약이 처방된다.

이처럼 근이완제는 주로 의사의 처방으로 접하게 된다. 그런데 약국에서 일반의약품으로 살 수 있는 근이완제도 있다. 클로르족사존chlorzoxazone과 진통제 성분을 조합한 약이다. 클로르족사존 단일 제제로 쓰거나, 클로르족사존과 아세트아미노펜을 조합한 제제로도 쓴다. 클로르족사존, 에텐자미드(엔세이드 중 하나), 카페인을 조합한 제제도 있다. 보통 근육이 뭉치는 증상에는 통증도 같이 딸려오기 때문에 복합 제제가 선호된다. 진통제에 관해서는 앞에서 따로 다뤘으니 여기서는 클로르족사존 단일 제제를 기준으로 설명하겠다.

이 약은 이런 일을 합니다

클로르족사존은 중추성 근이완제다. 중추신경계는 뇌와 척수로 이루어져 있다. 척수는 뇌에서 꼬리뼈 근처까지 길게 연결되어 있고 척추로 둘러싸여 보호된다. 말초신경의 감각기관이 자극되어 중추신경계로 신호가 전해지면 자극에 대한 반사 반응이 중추신경계에서 운동기관으로 전달된다. 클로르족사존은 이 감각기관과 운동 반응을 이어주는 척수에 작용해서 반사 반응를 억제한다. 이로써 근육이 이완된다. 딱딱하게 굳거나 뭉친 근육이 풀어지고 근육의 경련이 줄어든다.

만성 근육통보다는 평소보다 강도 높은 운동을 했거나 바르지 못한 자세로 잠을 자서 일시적으로 근육이 뭉쳤을 때 급성 통증에 단기간 사용하는 약이다. 클로르족사존을 제외한 대부분의 근이완제는 전문의약품이니 오래되거나 가볍지 않은 증상은 병원에서 더 효과적인 약을 처방받자.

이런 점을 주의해야 합니다

클로르족사존의 가장 대표적인 부작용은 졸음이다. 운전, 기계 조작 등 주의를 집중해야 하는 활동은 되도록 하지 않아야 한다.

간 기능이 약한 사람은 거의 모든 약을 조심해야 하지만 클로르족사존은 특히 주의해야 하는 성분이다. 게다가 아세트아미노펜까지 같이 들어 있다면, 아세트아미노펜의 특성 때문에 더욱 조심해야 한다(술을 마시거나 과다 복용하면 심한 간 독성 물질이 쌓인다). 발열, 발진, 식욕 부진, 구역, 구토가 나타나거나 얼굴이 노래지거나(황달) 소변이 검게 변하는 등 간에 이상이 생기면 곧바로 복용을 멈추고 병원에 가도록 한다.

또한 어린이와 임신부, 수유부에게 안전한지 확인되지 않았으므로 섣불리 복용하지 말고 병원 진료를 받자.

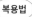

이렇게 먹습니다

클로르족사존은 한 번에 200~500mg씩 하루 4회까지 복용한다. 클로르족사존 단일 제제는 1알의 용량이 200mg이고 복합 제제 1알에는 클로르족사존 250mg와 아세트아미노펜 300mg이 들어 있다. 따라서 이 두 제제의 경우에는 한 번에 1알이나 2알씩 먹으면 된다.

복용 중에 술을 마시면 진정 작용이 심해서 저혈압이 발생할 수 있으므로 술을 마시지 말아야 한다. 그리고 복합 제제를 먹을 때는 진통제 성분이 겹치는 감기약, 소염제 등을 함께 복용하지 않도록 주의한다.

더 알아보기 1

작약감초탕

근육통을 완화하는 한방제제로 작약감초탕이 있다. 작약의 성분은 근육을 풀어주고, 감초의 성분은 소염진통 효과가 있다. 근육통이 생겨 참기 힘들 때 한번 시도해보자.

근육이 뭉치고 뻐근하다면

다른 질환 없이 뒷목이나 허리가 뻐근하고 묵직한 근육 뭉침과 통증이 있으면 근막통증증후군일 가능성이 높다. 근막은 근육을 싸고 있는 막인데, 근막이 뻣뻣해지고 근육이 경직되는 이유는 아주 단순하다. 몸을 움직이지 않기 때문이다. 운동을 했더라도 해당 부위에는 부족했을 수 있다. 깊은 곳에 있는 근육과 근막에 문제가 생기면 그곳을 쉽게 자극할 수 없기도 하다.

이런 증상은 폼롤러로 자가근막이완 마사지를 해보면 도움이 많이 된다. 테니스공도 좋다. 메디신볼과 같은 원리인데, 테니스공은 크기가 작고 단단해서 너무 세게 자극하지 않도록 조절해야 한다. 당장 시원하다고 심하게 자극하면 오히려 근육이 더 수축해서 며칠을 고생한다.

비아그라
제대로 먹는 법

실데나필

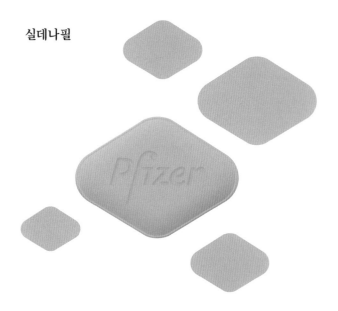

발기가 되지 않거나 유지되지 않는 남성이 만족스러운
성생활을 위해 복용하는 약이다. 대표적으로 비아그라가
있다. 질병을 치료하는 것이 아니라 삶의 질을 개선하는
해피드러그happy drug에 포함된다.

더 나은 삶을 위한, 고마운 약

대표 제품	비아그라정50mg,
	비아그라엘구강필름붕해50mg, 파텐션20mg

용법	성인 25~50mg씩 하루 1회
	성관계 1시간 전에 복용

투여 간격	24시간

24시간 최대 용량	100mg

임신	B등급

수유	복용 금지

주의점	1. 과다 복용하면 심각한 부작용이 생긴다.
	2. 처음 복용하거나 용량을 늘렸다면 안면 홍조, 두통 등이 일시적으로 생길 수 있다.
	3. 고혈압약을 복용 중이거나 심혈관계 질환이 있는 경우에는 처방받기 전에 의사에게 알린다.
	4. 약을 먹고 나서 발기가 4시간 이상 계속되면 병원에 간다.
	5. 복용 전후에 술을 마시면 심한 현기증과 두통을 유발한다.

실데나필sildenafil은 원래 고혈압과 협심증 치료제로 개발되어 1990년대에 임상시험을 하고 있었다. 동물실험에서는 약효가 있었지만, 사람을 대상으로 한 임상시험에서는 기대를 저버려서 많은 신약 후보물질이 그렇듯 사라질 운명에 처해 있었다. 그런데 임상시험 중에 남자 환자들이 이상한 행동을 보였다. 간호사가 상태를 살피러 가보면 무언가를 숨기려는 듯 침대에 엎드리는 것이다. 관찰력이 뛰어난 한 간호사는 남자 환자들이 약 부작용으로 자꾸 발기가 되어서 엎드린다는 것을 알아차렸다. 전혀 예상하지 못했던 작용이었다. 이 점에 주목해서 연구진은 발기부전 환자를 대상으로 임상시험을 했고, 약효가 놀라울 정도로 좋았다.

실데나필 성분의 비아그라는 미국과 유럽에서 1998년에 출시되었다. 발기부전을 치료하는 최초의 먹는 약이었다. 그전까지는 페니스에 직접 주사해야 했다. 따라서 간편하게 알약 하나만 삼키면 되는 비아그라는 혁신이었다.

2017년 비아그라 특허가 만료되어 제네릭약(신약으로 개발된 약의 특허가 만료되어 동일성분으로 다른 회사에서 생산한 약)이 쏟아져 나왔다. 제네릭약은 이름을 성분명이나 오리지널약과 비슷하게 하거나 약효와 관련 있으면서 기억에 쉽게 남게 짓는다. 비아그라의 제네릭약 역시 누리그라, 맥시그라, 해피그라, 팔팔 등의 이름이 붙었다.

더 나은 삶을 위한, 고마운 약

이 약은 이런 일을 합니다

실데나필은 불수의근(내 의지와 상관없이 스스로 움직이는 근육) 인 페니스의 평활근을 이완해 혈액 유입을 늘린다. 혈액량 이 늘어나고 혈관이 확장하면 페니스가 발기된다. 건강한 사람은 복용해도 큰 차이가 없지만, 발기부전인 사람이 복 용하면 발기가 잘되고 오래 유지된다.

다만 성적 자극을 받아야만 약효가 있다. 발기는 몇 단 계의 생화학 반응을 거쳐 일어나는데, 그 출발점에 산화질 소가 있다. 성적으로 흥분되어 페니스의 신경세포와 혈관 내피세포에서 산화질소가 나와야만 발기까지 이어질 수 있 다. 따라서 성적 흥분이 되지 않으면 약을 먹어도 발기가 되지 않는다.

실데나필을 먹으면 폐에 있는 동맥도 확장되기 때문에 폐동맥고혈압(폐동맥의 혈압이 높은 상태) 환자에게도 처방한 다. 비아그라를 개발한 제약회사 화이자는 성분이 같고 용 량만 다른 실데나필 제제에 레바티오라는 이름을 붙여 폐 동맥고혈압 치료제로 허가받았다.

이런 점을 주의해야 합니다

가장 흔한 부작용은 일시적인 두통과 안면 홍조다. 둘 다 혈류량이 증가할 때 나타나는 현상이다. 실데나필은 온몸의 혈류량을 증가시키는데 페니스에서 특히 작용이 강한 것뿐이다. 드물게 부작용으로 발기가 4시간 이상 지속될 수 있다. 이럴 때 그냥 두면 성기능이 손상될 수 있으므로 빨리 병원에 가서 치료를 받아야 한다.

실데나필은 부작용이 심하지 않아 안전한 편이지만, 심혈관계 질환이 있는 사람에게는 심각한 문제를 일으킬 수 있다. 따라서 심혈관계에 문제가 있다면 의사에게 자세히 알려야 한다.

정력제라는 오해를 받지만 실데나필을 자주 먹는다고 해서 정력이 강해지는 것은 아니다. 실데나필의 효과는 일시적이고 발기부전 환자가 복용했을 때 가장 크다.

실데나필 제제는 의사의 처방이 필요한 전문의약품이며 오남용우려의약품으로 지정되어 처방 이력이 관리된다. 포장에 '오남용우려의약품'이라고 표기하도록 법으로 정해져 있다.

이렇게 먹습니다

실데나필은 성관계를 하기 1시간 전에 권장 용량 25~50mg을 복용한다. 보통 1시간 전에 복용했을 때 약의 혈중농도가 가장 높다. 경우에 따라서는 4시간 전에서 30분 전까지 먹어도 된다. 약의 효과 그러니까 성적 자극을 받았을 때 발기가 잘되는 효과는 복용 후 6시간 정도 지속된다. 24시간 이내에 한 번만 복용한다.

용량은 나이, 간과 신장 기능을 고려해서 의사가 판단한다. 처방에 따라 복용해야 한다. 실데나필은 여러 종류의 약과 상호작용이 있으므로 처방받을 때 의사에게 복용 중인 모든 약을 알려서 위험을 피하는 것이 좋다.

식사와 관계없이 먹을 수 있지만, 지방이 많은 음식을 먹고 나서 실데나필을 먹으면 흡수가 느려져서 약효가 원래보다 늦게 나타날 수 있다. 실데나필 복용 전후에 술을 마시면 심한 현기증과 두통이 생길 수 있으니 주의한다.

더 알아보기 1

여성을 위한 비아그라

플리반세린은 항우울제로 개발되다가 임상시험에서 여성이 성욕을 느끼는 작용이 발견되어 여성의 성욕장애를 치료하는 약으로 미국에서 출시되었다. 성기에 작용하는 비아그라와 달리 플리반세린은 뇌의 신경전달물질인 도파민, 세로토닌 등에 영향을 미쳐서 성욕을 증가시킨다. 2개월 이상 매일 복용해야 효과가 있다. 그마저도 많은 경우에 효과가 그리 크지 않고 어지러움, 메스꺼움, 피로, 졸음, 불면증 등 부작용이 자주 나타난다. 미국에서도 처방 건수가 매우 적고 우리나라에는 아예 수입되지 않는다.

변비약을 계속 먹으면
안 되는 이유

비사코딜

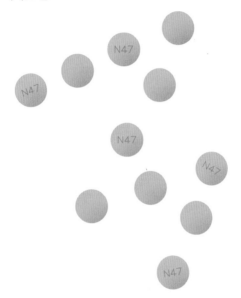

대표적인 변비약 둘코락스의 성분이다.
수술 전후, 분만 전후, X선 촬영 전에 대장에 남아 있는
변을 배출할 때도 비사코딜 성분의 좌약을 사용한다.

대표 제품	신일비사코딜정, 둘코락스에스장용정
용법	성인 10~15mg씩 자기 전 하루 1회 최대 7일 투여
투여 간격	24시간
24시간 최대 용량	30mg
임신	C등급
수유	의사, 약사와 상의
주의점	1. 장용 코팅이 되어 있으므로 쪼개거나 씹어 먹지 말고 물과 함께 삼킨다. 2. 6~8시간 후 작용하므로 아침에 대변이 나올 수 있게 자기 전에 먹는다. 3. 의사, 약사와 상의 없이 장기간 계속해서 먹지 않는다. 4. 직장 출혈이 있거나 배변에 실패하면 의사, 약사와 상의한다. 5. 약 복용 후 1시간 이내에는 제산제를 먹거나 우유를 마시지 않는다.

더 나은 삶을 위한, 고마운 약

변비는 살면서 누구나 한 번쯤 경험할 정도로 흔한 병이다. 고대 이집트의 파피루스에는 변비에 피마자유, 알로에, 센나(열대 지방에서 자라는 콩과 식물)를 쓰라는 기록이 있다. 이런 민간요법에서 쓴 성분은 오늘날 변비에 쓰는 약의 보조 성분으로 여전히 활용되고 있다.

중세 시대부터 19세기까지 서양에서는 변비가 생겼을 때 안티모니라는 금속으로 만든 알약을 삼켰다. 이 알약은 장을 자극해서 변을 배출시킨다. 변으로 나온 알약은 다시 꺼내 깨끗이 씻어서 보관했다. 알약 하나를 계속 재활용해서 쓰고, 심지어 대대손손 물려줬기 때문에 영원의 약 perpetual pill이라는 별명이 붙었다. 안티모니는 독성이 심해서 이제는 사용하지 않는다. 모차르트가 안티모니의 독성 때문에 죽었다는 설도 있다.

변비는 속쓰림처럼 흔하고 일시적으로 생겼다가 사라질 때도 있어서 큰 병은 아니다. 하지만 가벼운 변비라도 삶의 질을 낮출 수 있다. 게다가 오래되면 장 기능이 망가질 수 있다.

이 약은 이런 일을 합니다

비사코딜bisacodyl은 대장의 신경을 자극해서 연동 운동(대장
을 둘러싼 평활근이 주기적으로 수축해서 변을 이동시키는 운동)을
일으키고, 장 점막의 체액과 미네랄 이온의 분비를 늘린다.
이렇게 장을 자극해서 변을 나오게 하는 약을 자극성 완하
제로 분류한다.

하루 세 번에서 1주일에 세 번까지를 정상적인 배변으
로 본다. 횟수가 정상이더라도 배변할 때 힘을 많이 줘야
하고 변이 건조하고 딱딱해서 힘들게 배출하거나, 덜 나온
느낌이 들거나 시간이 오래 걸리면 변비다. 변비가 생기면
배가 더부룩하고 가스가 차며 식욕이 줄고 치질이 생기거
나 심해진다.

일시적인 변비는 대부분 생활습관을 바로잡으면 좋아
진다. 그래도 안 되면 프로바이오틱스, 차전자피, 락툴로오
스 성분의 약을 먹어본다. 그래도 좋아지지 않으면 마지막
으로 비사코딜 같은 자극성 완하제를 쓴다.

비사코딜 알약을 먹으면 한동안 잠잠하다가 6~8시간
후 갑자기 약이 대장에서 작용하기 시작해 빠른 시간 안에

변이 나온다. 비사코딜 좌약은 항문에 넣는 약인데 효과가 약 30분 후에 나타난다.

부작용

이런 점을 주의해야 합니다

비사코딜을 비롯한 자극성 완하제는 효과가 빠르고 강력해서 인기가 좋다. 하지만 변비를 치료하지는 않는다. 당장 변을 나오게 하는 약이다. 따라서 다른 병이 없고 변비만 심한 경우에는 생활습관, 스트레스 등의 원인을 찾고 바로잡아야 한다. 일부 병원에는 변비 클리닉이 있어서 약물 치료 이외의 방법을 지도해준다.

자극성 완하제를 습관적으로 먹으면 장의 신경이 손상되고 장이 스스로 운동하는 능력이 떨어진다. 그래서 오히려 변비가 악화되기도 한다. 또한 오래 복용하면 점막에 검은 색소가 침착되어 장 기능이 떨어지고 내시경으로 장 점막의 상태를 관찰하기 어려워진다.

몸무게를 줄이고 싶어서 변비약을 남용하는 경우도 있다. 그런데 변비약은 이미 영양소가 흡수되고 남은 대변을 배출하는 것이므로 다이어트 효과가 없다. 변비약을 먹어서 빠진 몸무게는 물을 마시면 금방 보충된다.

오래 복용해도 안전한 변비약은 없다. 최대 7일을 먹어도 낫지 않으면 몸에 다른 이상이 없는지 병원에 가서 확인하도록 한다.

복용법

이렇게 먹습니다

비사코딜 성분을 포함한 알약은 장용 코팅이 되어 있어서 쪼개거나 씹어 먹지 말고 적절한 양의 물과 함께 삼켜야 한다. 비사코딜은 위와 소장도 자극하기 때문에 장용정으로 만들어 장에서만 녹게 하는 것이다. 15세 이상이면 하루 한 번 자기 전에 10mg을 복용한다. 6~8시간 후에 작용하므로 자기 전에 먹어야 아침에 시원하게 변을 볼 수 있다. 약을 먹고 바로 누우면 식도에 자극을 줄 수 있으니 잠자리에 들기 30분 전쯤이 적절하다.

약을 먹고 1시간 이내에는 제산제를 먹거나 우유를 마시지 말아야 한다. 제산제와 우유는 알칼리성이라서 대장

더 나은 삶을 위한, 고마운 약

의 환경과 비슷하다. 따라서 약이 대장에 도달하기 전에 장
용 코팅을 녹일 수 있다.

더 알아보기 1

다른 성분의 변비약

비사코딜 성분을 포함한 유명한 변비약 둘코락스에스
장용정에는 비사코딜과 함께 도큐세이트라는 성분도 들어
있다. 도큐세이트는 물과 기름을 끌어와서 대변을 부드럽
게 만들고 쉽게 이동시키는 대변 연화제다.

반면 락툴로오스는 대장에서 흡수되지 않고 삼투압으
로 물을 끌어당겨 변을 무르게 한다. 그래서 삼투성 완하제
라 한다.

차전자는 물에 녹는 식이섬유다. 대장에서 수분을 머금
고 부피가 커져서 배변을 촉진한다. 그래서 팽창성 완하제
라 한다. 상황에 따라 다르지만 일반적으로 변비약 중에서
가장 먼저 시도할 만하다.

더 알아보기 2

변비 예방하기

변비가 생기는 이유는 다양하다. 불규칙하게 식사하거

나 물, 섬유소를 적게 먹으면 변비가 생긴다. 다이어트를 한다고 식사량을 줄여도 대변이 충분히 만들어지지 못해 제때 배출되지 못한다. 스트레스를 받아도 교감신경이 활성화되어 장 운동이 억제된다. 월경 전이나 중간에 변비나 설사가 생기기도 한다. 임신 중에도 호르몬 때문에 변비가 잘 생긴다. 복용하는 약의 부작용으로 변비가 생기는 일도 흔하다. 제산제, 슈도에페드린, 항우울제, 일부 혈압약, 마약성 진통제(아편계) 등이 변비를 일으킨다. 어릴 때 습관적으로 변의를 참다가 심한 변비가 만성화되는 경우도 있다. 신체 활동이 부족한 노인도 변비가 쉽게 생긴다.

변비약을 먹기보다는 생활습관을 먼저 바로잡기를 권한다. 변비약은 갑자기 장을 비워야 하거나 힘을 주지 않고 배변해야 할 때 일시적으로 먹는 것이 이상적이다.

매일 물을 충분히 마시고 섬유소가 풍부한 음식을 먹도록 한다. 규칙적으로 운동하면 소화가 촉진되고 배변도 원활해진다. 아침에 일어나서 미지근한 물이나 찬물을 한 잔 마셔도 장이 자극되어 움직인다. 또 변의가 있을 때 바로 화장실에 가는 습관을 기른다. 화장실에 가는 것이 불편하다고 한두 번 참다 보면 대변이 제때 나오지 않게 된다. 카페인은 체내 수분을 배출해 변비를 유발하니 카페인이 든 커피, 홍차, 녹차는 줄이는 것이 좋다.

머리카락이 얇아지고
숱이 적어질 때

미녹시딜

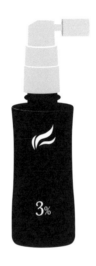

안드로겐성 탈모증에 바른다. 미녹시딜 농도에 따라
여성용(2%)과 남성용(5%)이 있다. 3%는 여성용이라
적혀 있는 경우가 많지만 사실 남녀공용이다.
미녹시딜 알약은 병원에서 처방한다.

대표 제품	마이녹실액3%·5%, 로게인겔2%
용법	성인 하루 2회 탈모 부위에 바름
투여 간격	12시간
24시간 최대 용량	2%, 5% 액제: 2mL 3% 액제: 남 2mL, 여 1.3mL 겔제: 2g
임신	C등급
수유	사용 금지
주의점	1. 정해진 용법과 용량을 지킨다. 2. 바르기 전후로 손을 반드시 씻고 　눈에 들어가지 않도록 주의한다. 3. 약을 바른 후 헤어드라이어를 사용하면 　효과가 떨어진다. 4. 피부에만 바르고 먹지 않는다. 5. 초기에 일시적으로 탈모가 증가할 수 　있다. 2주 이상 지속되면 곧바로 의사, 　약사와 상의한다.

*표의 내용은 바르는 약 기준이다.

머리카락이 많이 빠지거나 가늘어지는 탈모는 건강에 문제가 있다는 신호일 수 있다. 건강에 이상이 없더라도 사람을 아주 심란하게 만든다.

탈모는 유전, 영양 결핍, 스트레스, 호르몬 변화, 약 부작용 등 다양한 원인으로 생길 수 있다. 임신 중에 에스트로겐이 늘어나 머리숱이 많아졌다가 출산 3개월 전후로 눈에 띄게 머리카락이 빠지기도 한다. 이는 일시적인 현상이므로 굳이 치료하지 않아도 시간이 지나면 머리카락이 다시 자란다. 좁은 부위의 머리카락만 빠지는 원형 탈모증은 자가면역질환으로 바로 병원에 가는 것이 좋다. 가장 흔한 탈모는 나이가 들면서 머리카락이 얇아지고 숱이 적어지는 안드로겐성 탈모증이다.

안드로겐성 탈모증에 쓰는 일반의약품으로 미녹시딜 minoxidil이 있다. 미녹시딜은 1950년대에 위궤양 치료제로 개발되었다. 그런데 동물실험을 해보니 궤양에는 소용이 없었고 혈관이 확장되는 효과가 발견되었다. 1970년대 고혈압약으로 임상시험을 하던 중에는 털이 많이 나는 부작용이 발견되었다. 그때만 해도 탈모에 쓸 만한 이렇다 할 약이 없었다.

이후로 미녹시딜은 고혈압 환자와 탈모 환자 모두에게 사용되고 있다. 먹는 약은 전신에 영향을 미치므로 의사의 처방이 필요한 전문의약품이고 바르는 약은 약국에서 쉽게 살 수 있는 일반의약품이다.

이 약은 이런 일을 합니다

미녹시딜은 두피의 혈관을 확장해 혈류가 증가하게 하고 모낭을 자극한다. 그래서 머리카락의 성장 기간을 늘리고 짧은 털을 자라게 한다.

미녹시딜이 작용하려면 우리 몸속에 들어와서 특정 효소에 의해 다른 물질로 바뀌어야 한다. 이 효소의 양은 사람마다 다르다. 그래서 미녹시딜의 효과도 사람마다 다르다. 미녹시딜을 사용한 환자의 절반 정도는 크게 효과를 보지 못한다. 미녹시딜을 투여하고 4~6개월 후에도 효과가 없으면 다른 방법을 찾아야 한다.

안타깝게도 지금까지 나온 탈모약은 사용하는 동안에만 효과가 있고 약을 중단하면 다시 탈모가 진행된다. 근본적으로 원인을 제거해 치료하지 못한다는 뜻이다.

이런 점을 주의해야 합니다

미녹시딜을 투여한 초기에는 일시적으로 탈모가 증가할 수 있다. 이 현상이 2주 이상 계속되면 곧바로 의사, 약사와 상의한다. 또한 바른 부위가 가렵거나 벌게지고 눈이 자극되거나 몸의 다른 곳에 털이 자랄 수 있다.

미녹시딜은 혈압을 낮추는 작용도 하기 때문에 많은 양을 바를 경우 온몸의 심혈관계에 부작용이 생길 수 있다. 심혈관 질환을 가진 사람은 사용하지 말아야 한다. 18세 미만, 55세 이상, 임신부, 수유부도 사용하지 않도록 한다.

이렇게 바릅니다

여성용은 2% 액제, 남성용은 5% 액제로 농도가 다르다. 모발과 두피를 완전히 말린 후 0.5~1mL를 하루 2회 탈모가 있는 자리에만 바른다. 3% 액제는 남녀 공용인데 남성은

0.5~1mL, 여성은 0.5mL를 바른다. 하루 총 투여량은 남성이 2mL, 여성이 1.3mL다. 겔제는 같은 방법으로 한 번에 0.5~1g을 바른다. 병원에서 처방을 받는 경우에는 상태에 따라 용량이 달라질 수 있다.

바르기 전후로 손을 깨끗이 씻는 일이 무척 중요하다. 상처나 염증이 있는 부위에는 바르지 않는다. 저녁에 사용할 때는 약이 다 마르고 나서 자는 것이 좋다. 따라서 취침 2~4시간 전에 사용한다.

미녹시딜은 인화성이 있으므로 화기를 피해 보관한다. 또한 약을 바르고 나서 헤어드라이어를 쓰면 효과가 떨어지니 주의한다.

더 알아보기 1
탈모에 좋은 영양제

머리카락은 단백질로 이루어져 있다. 그리고 비타민 B군은 모근과 두피의 신진대사를 원활히 해서 모발 성장을 돕는다. 그래서 시중에는 아미노산과 비타민 B군으로 구성된 탈모 영양제가 많이 나와 있다(제품명: 판시딜캡슐, 마이녹실에스캡슐). 비타민 B 중에서 특히 비오틴은 머리카락, 손톱, 발톱에 좋다고 알려져 단일 성분의 고용량 제제도 나와 있다. 그런데 이 영양제는 여성형 탈모(정수리에서 시작되고 머리카락이 가늘어지는 탈모)에는 효과가 있지만 남성형 탈모(M자형)에는 효과가 없다. 남성형 탈모는 전문의약품 중에 좋은 약이 있으니 병원에서 처방을 받고, 영양제는 보조요법으로 곁들이는 것이 가장 좋다.

더 알아보기 2

주의해야 하는 남성형 탈모약

남성형 탈모의 직접적인 원인은 명확하다. 테스토스테론이 한 단계의 생화학 반응을 거치면 디하이드로테스토스테론DHT이라는 물질이 되는데 이 DHT가 탈모를 일으킨다. DHT가 덜 만들어지면 탈모를 막을 수 있다. 피나스테리드, 두타스테리드가 바로 DHT 합성을 억제하는 약이다.

피나스테리드는 원래 전립선비대증 치료약이다. 전립선비대증에 쓸 때는 5mg, 탈모에 쓸 때는 1mg으로 용량이 다르다. 용량은 5배여도 가격은 5배 차이 나지 않기 때문에 5mg짜리 알약을 5등분 또는 편의상 4등분해서 먹으면 돈을 절약할 수 있다.

이 약은 남성 호르몬과 관련이 있기 때문에 여성은 절대로 만지면 안 된다. 젊은 여성 비율이 높은 병원 약제부에서는 항암제만큼 주의해서 다루는 약이다. 보통 PTP포장이 되어 있어 포장된 채로 환자에게 준다. 피부로 흡수되므로 손으로 잠깐 만지는 것도 위험하다. 피나스테리드 성분이 몸에 흡수되면 나중에 임신했을 때 남자 아기의 생식기가 기형이 될 수 있다. 임신 계획이 있는 여성은 물론, 언젠가 아이를 가질 생각이 조금이라도 있는 미혼 여성까지 조심해야 한다.

더 알아보기 3
탈모와 여우

탈모증을 가리키는 영어 알로페시아alopecia는 고대 그리스어로 여우를 뜻하는 알로펙스에서 유래했다. 여우가 1년에 두 번 털갈이를 하기 때문이라는 설이 있다.

손발톱무좀이 없어지는
그날까지

시클로피록스

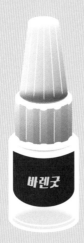

시클로피록스가 들어간 손발톱무좀약은 네일라카
제형으로 매니큐어처럼 생겼다. 겔이나 크림 형태의 약은
피부의 진균 감염과 칸디다증에 쓰고, 샴푸 형태의 약은
비듬 완화에 쓴다.

대표 제품	풀케어네일라카, 바렌굿네일라카
용법	성인 자기 전 하루 1회 바름
투여 간격	24시간
24시간 최대 용량	제품설명서를 따름
임신	B등급
수유	의사, 약사와 상의
주의점	1. 재발을 막기 위해 사용법과 정해진 기간을 반드시 지킨다. 2. 바르기 전에 손발톱 끝부분을 짧게 잘라둔다. 3. 환부를 깨끗하게 하고 30초 동안 말린다. 최소한 6시간 동안 씻지 않다. 4. 덥고 습한 환경을 피하고 항상 신체를 청결히 한다. 5. 약을 바른 후 반드시 손을 씻고 약이 눈에 들어가지 않도록 한다.

*표의 내용은 네일라카 제형의 약 기준이다.

진균은 동물도 아니고 식물도 아니고 세균도 아니다. 효모, 곰팡이, 버섯이 진균에 속한다. 인간은 버섯을 식재료로 쓰고 효모로 빵과 맥주를 만든다. 푸른곰팡이 덕분에 최초의 항생제 페니실린을 발견하기도 했다. 그런가 하면 싱크대나 화장실에 끼는 곰팡이는 없애야 하는 존재다. 이처럼 진균은 인간에게 이로운 것도 있고 해로운 것도 있다.

진균은 우리 몸에도 살고 있다. 피부에도, 내장 점막에도 산다. 대장에 사는 세균이 소화 작용에 참여하듯이 진균도 평소에는 문제를 일으키지 않고 조용히 살아간다. 그러다가 사람의 면역력이 약해지거나 미생물 사이에 균형이 깨지면 특정 부위에서 갑자기 증식하고 병을 일으킨다.

무좀도 피부에 살고 있는 곰팡이가 퍼져서 생기는 병이다. 특히 손발에 무좀이나 습진이 있으면 손톱, 발톱에 옮기기 쉽다. 굽 높은 신발을 신다가 발톱에 상처가 생겨도 상처로 곰팡이가 침투해서 무좀이 생긴다. 수영장, 목욕탕에서도 옮는다. 손발톱을 다듬다 보호하는 부분을 잘라내도 쉽게 생긴다. 깨끗하지 않은 손톱깎이에서 옮을 수도 있다. 군대에서도 자주 걸린다.

무좀은 손톱보다 발톱에서 더 잘 생긴다. 손발톱 색이 하얗게 또는 누렇게 변하거나, 두꺼워지거나, 살에서 떨어져 붕 뜬다.

이 약은 이런 일을 합니다

진균은 세균이 아니므로 항생제에 죽지 않고, 진균을 공격해서 진균 감염을 치료하는 약을 따로 항진균제라 한다. 시클로피록스ciclopirox는 항진균 작용으로 손발톱무좀을 치료하는 약 성분이다. 진균의 세포막에는 생존에 필요한 물질을 이동시키는 효소가 있는데 이 효소를 방해해서 세포 활동을 억제한다.

손톱과 발톱은 딱딱하고 두꺼워서 무좀 연고를 발라도 약이 스며들지 못한다. 그래서 매니큐어처럼 생긴 네일라카 제형의 약을 바른다. 성분은 다른 무좀 크림, 겔, 액제와 비슷하다. 시클로피록스 성분의 겔이나 크림은 피부의 진균 감염과 칸디다증(칸디다균 감염)에 바른다.

손발톱무좀은 손톱, 발톱을 변형하지만 초기에는 아프지 않고 생활에 큰 불편이 없어서 병원에 잘 가지 않게 된다. 감염 부위가 넓지 않을 때는 약국에서 잘 살 수 있는 네일라카만 발라도 호전될 수 있다. 심한 무좀은 네일라카만으로는 큰 효과가 없고 먹는 항진균제와 네일라카를 함께 써야 한다. 먹는 항진균제는 의사의 처방이 필요하므로 증상이 대수롭지 않아 보여도 병원 진료를 먼저 받고 네일라카만 발라도 되는지 확인하는 편이 낫다.

특히 손발톱무좀이 아닌데 손톱이나 발톱이 이상해 보인다고 무좀이라고 단정하는 경우가 많다. 진균이 아니라 세균 감염일 수도 있다. 피부과에 가면 진균 감염인지 간단하게 확인 가능하다.

(부작용)

이런 점을 주의해야 합니다

네일라카를 바른 손발톱 주위 피부가 일시적으로 자극되어 벌게지거나 가려울 수 있다. 증상이 계속되면 의사, 약사와 상의하도록 한다. 약이 눈, 코, 입, 다른 점막에 닿지 않도록 주의해야 한다.

손발톱무좀약을 바르는 기간에 매니큐어를 바르면 약효가 감소한다. 매니큐어는 무좀이 치료될 때까지 미루기를 권한다.

약이 효과가 없다고 느끼거나 감염 부위가 넓다면 병원 진료를 받도록 한다.

이렇게 바릅니다

손발톱무좀에 쓰는 시클로피록스 성분의 네일라카는 매일 바르는 제품과 더 긴 주기로 바르는 제품으로 나뉜다. 먼저 매일 바르는 제품의 사용법은 이렇다.

하루 1회 자기 전에 손발을 씻고 말린 후 얇은 막이 형성되도록 환부에 바른다. 손발톱 전체와 주위 피부 5mm, 가능하면 손발톱 끝의 아래에도 바른다. 30초 정도 말리고 나서 최소한 6시간 동안 씻지 않아야 하므로 자기 전에 발라야 좋다. 물에 씻겨 내려가므로 실수로 씻었다면 다시 바른다.

손발톱무좀은 완전히 치료하기까지 시간이 오래 걸린다. 일반적으로 손톱무좀은 약 6개월, 발톱무좀은 9~12개월이 걸린다. 진균이 발견되지 않고 건강한 손발톱이 다시 자랄 때까지 인내심을 가지고 기다려야 한다. 이렇게 오랫동안 날마다 약을 바르는 것이 쉬운 일은 아니다. 그만큼 중간에 포기하는 사람이 많고 완치율이 낮다.

긴 주기로 바르는 제품은 사용법이 더 까다롭다. 첫째 달은 이틀에 한 번, 둘째 달은 1주일에 두 번, 셋째 달부터는

1주일에 한 번씩 바른다. 매번 손발톱을 깎고 동봉된 사포나 줄로 갈아내고 나서 약을 발라야 한다. 대신에 치료 기간이 6개월 정도로, 매일 바르는 네일라카보다 약간 짧다는 장점이 있다.

어린이는 시클로피록스 성분의 네일라카를 바르지 말고 병원에 먼저 가도록 한다.

눈이 뻑뻑할 땐
톡 인공눈물

카르복시메틸셀룰로오스

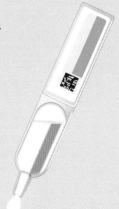

인공눈물에 들어 있는 성분이다. 안구건조증이나 다른
원인으로 눈에 자극감, 불쾌감, 화끈거림이 생긴 것을
일시적으로 완화한다. 보존제가 첨가되지 않은 제품은
콘택트렌즈를 낀 상태로도 사용할 수 있다.

더 나은 삶을 위한, 고마운 약

대표 제품	리프레쉬플러스점안액0.5%(1회용), 원타임프레쉬점안액(1회용)(0.4mL)
용법	필요할 때마다 사용
투여 간격	4~12시간
24시간 최대 용량	권고 사항은 없으나 하루 2~6회 정도 사용
임신	등급 없음
수유	의사, 약사와 상의
주의점	1. 이상반응을 최소화하기 위해 사용법과 용량을 정확히 지킨다. 2. 2주간 하루 6회 이상 넣었는데도 낫지 않으면 병원 진료를 고려해본다. 3. 먹으면 안 된다. 4. 점안할 때 일시적으로 눈에 자극이 있을 수 있다. 5. 다른 점안제와 함께 사용할 때는 간격을 최소 15분 둔다. 6. 점안 후 비루관(코눈물관)을 누른다. 7. 용기의 입구가 눈에 닿지 않도록 한다.

1997년 영화 〈접속〉에서 수현(전도연 분)은 안구건조증 때문에 수시로 인공눈물을 넣는다. 영화가 나올 때만 해도 낯선 병이었던 안구건조증은 이제 현대인에게 흔한 개념이 되었다. 나이가 들면 눈물 양이 부족해져서 안구건조증이 잘 생긴다. 컴퓨터나 스마트폰을 오래 사용해서 눈을 깜빡이는 횟수가 줄고 미세먼지와 라식·라섹 수술 등으로 눈물층이 손상될 때도 안구건조증이 생길 수 있다.

약국에서 일반의약품으로 판매하는 인공눈물에는 크게 두 가지가 있다. 약 15ml의 작은 병에 든 인공눈물은 여러 번 사용할 수 있게 미생물 번식을 막는 벤잘코늄 같은 보존제가 들어 있다. 1회용 용기에 든 인공눈물은 보존제가 든 것도 있고 아닌 것도 있다. 1회용이라 오염의 위험이 적고 사용이 편리하지만 가격이 비싸다.

병에 든 인공눈물은 최초 개봉 후 1개월 동안만 사용한다. 병에 개봉 날짜를 적어두고 날짜가 지나면 폐기하자. 특히 보존제가 첨가된 인공눈물은 자주 사용할수록 눈이 자극을 받기 쉽다. 하루 네 번 이상 사용하는 경우에는 보존제가 들어 있지 않은 제품이 좋다.

인공눈물 성분은 카르복시메틸셀룰로오스CMC, carboxymethyl cellulose, 포비돈, 무기 전해질(염화나트륨, 염화칼륨), 히프로멜로오스, 트레할로스, 히알루론산 등 다양하다. 사람마다 안구건조증의 상태와 구체적 원인이 다르므로 어떤 약이 효과가 없다면 다른 성분을 시도하는 게 좋다. 히알루론산이 들어간 인공눈물은 의사의 처방을 받아야 하는 전문의약품이다.

작용

이 약은 이런 일을 합니다

눈물층은 눈 표면을 감싸 보호하며 3개의 층으로 이루어져 있다. 점액층, 수성층, 지방층이다. 이 중에서 어느 하나라도 문제가 생기면 눈이 불편해진다. 그래서 증상을 가라앉히는 인공눈물은 세 층 중 하나와 비슷한 기능을 하는 물질로 만든다.

카르복시메틸셀룰로오스는 물에 녹는 섬유소의 일종으로 수분을 끌어들여 수성층을 두껍게 유지한다. 눈에 넣을 때 편안하고 거부감이 적지만 점도가 낮아서 지속 시간이 짧은 편이다.

안구건조증은 일시적으로 증상이 나타났다가 좋아질 수도 있지만, 생활습관과 환경 개선 없이는 만성화되기 쉽다. 따라서 주위 습도를 높이고, 물을 많이 마시고, 컴퓨터와 스마트폰 사용을 줄여야 한다. 인공눈물을 2주 정도 사용해도 증상이 낫지 않으면 현재 상태를 진단하고 관리하는 법을 배우기 위해 한 번쯤 병원에 가보기를 권한다.

(부작용)

잘못 넣으면 이런 일이 벌어집니다

부작용으로 눈이 충혈되거나 자극감이 느껴지거나 눈꺼풀이 가려울 수 있다. 부작용이 그리 심하지 않은 편이고 발생 확률도 높지 않다. 다만 통증, 시야 변화, 눈곱, 염증이 계속되면 사용을 멈추고 의사, 약사와 상담한다.

눈에 넣었을 때 일시적으로 시야가 흐릿해질 수 있다. 시야가 선명해질 때까지 운전이나 위험한 기계 조작을 피한다.

이렇게 사용합니다

카르복시메틸셀룰로오스 성분의 인공눈물은 한 번 사용한 후 버리는 1회용 포장 용기에 들어 있다.

필요할 때마다 증상이 있는 눈에 1~2방울을 넣고, 점안 후 남은 액과 용기는 버린다. 개봉할 때 용기에서 파편이 떨어져 나올 수 있다. 이를 제거하기 위해 처음 한두 방울은 버리고 사용한다.

다른 점안제와 함께 사용하는 경우에는 희석되지 않도록 적어도 15분 간격을 두고 점안한다.

1회용 용기라도 마개가 있어 사용 후 남은 약을 보관할 수 있다. 검소한 사람은 버리지 않고 또 쓰고 싶을 것이다. 그렇게 하려면 약을 다룰 때 용기 입구와 마개가 눈이나 다른 곳에 닿지 않도록 매우 주의해야 한다. 그리고 아껴 쓰더라도 개봉한 후 24시간이 지나면 폐기하도록 한다.

인공눈물은 의약품이어서 약국에서만 살 수 있다. 약국이 아닌 안경점, 편의점 등에서 파는 콘택트렌즈 습윤제는 인공눈물이 아니니 헷갈리지 않도록 주의한다.

더 알아보기 1

안구건조증을 위한 영양제

비타민 A, 오메가-3 지방산은 눈물의 점액층과 지방층을 보충해서 수분이 손실되는 일을 막아준다.

특히 사유(뱀 기름)를 함유한 복합 제제들이 안구건조증 환자를 위한 일반의약품으로 나와 있다(제품명 예: 아이플러스연질캡슐). 사유는 오메가-3 지방산이 풍부하게 들어 있기 때문에 약으로 사용한다.

더 알아보기 2

인공눈물 싸게 사는 법

인공눈물뿐만 아니라 모든 일반의약품은 약국에서 개인적으로 사는 것보다 병원에서 처방받아 사는 것이 더 싸다. 처방을 받은 경우 약값을 국민건강보험에서 일정 비율 지원해주기 때문이다. 그래서 처방 약값은 환자의 보험 상태에 따라 달라진다.

보기 싫은 흉터를

살살 없애주는

헤파린

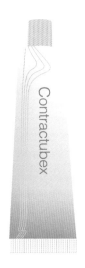

수술, 화상, 부상 흉터를 치료하는 연고에 들어 있다.

여드름 흉터에도 흔히 사용한다. 주사약 형태는 혈전 방지

목적으로도 사용한다.

대표 제품	콘투락투벡스겔, 벤트락스겔, 더마클리어겔
용법	성인 하루 2~3회, 바르고 가볍게 문지름
투여 간격	6~12시간
24시간 최대 용량	권고 사항은 없으나 지나치게 많이 쓰는 것은 피함
임신	C등급, 투여 금지
수유	의사와 상의
주의점	1. 환부와 그 주위를 깨끗하게 씻고 말린 뒤에 바른다. 2. 바르는 약으로만 사용하고 먹지 않는다. 3. 바르기 전과 후에 손을 반드시 씻고 눈에 들어가지 않도록 주의한다. 4. 바르고 나서 일시적으로 자극이 있을 수 있다. 증상이 지속되면 전문가와 상의한다.

더 나은 삶을 위한, 고마운 약

몇 번만 발라도 흉터가 깨끗이 없어지는 연고가 있다면 얼마나 좋을까? 안타깝게도 아직 그런 연고는 세상에 존재하지 않는다.

피부에 상처가 생기면 손상된 부분이 제거되고 피부 조직이 새로 채워져야 한다. 이 과정에서 피부 조직을 이루는 콜라겐이 너무 많이 만들어지면 상처 부위 피부가 볼록 솟아오르고 붉어져 흉터가 생긴다.

흉터를 예방하고 제거하는 연고에는 세 가지 정도의 성분이 들어간다. 대표적인 흉터 연고인 콘투락투박스겔에는 헤파린heparin, 알란토인, 양파추출물이 들어 있고, 노스카나겔에는 헤파린, 알란토인, 덱스판테놀이 들어 있다. 둘 다 약국에서 살 수 있는 일반의약품이다.

양파추출물은 염증 반응으로 생긴 색소 침착을 줄이고 콜라겐의 지나친 증식을 막아 흉터 생성을 억제한다. 알란토인은 피부를 진정시키고 각질을 녹여서 상처의 보습을 돕고 약물 투과성을 높여준다(보습 목적으로 화장품에도 많이 쓰인다). 덱스판테놀은 피부에 흡수되면 판토텐산(비타민 B5)으로 바뀌어 피부 재생에 도움을 준다.

이 약은 이런 일을 합니다

헤파린은 콜라겐의 구조를 느슨하게 해 흉터 조직을 촉촉하게 유지하고 항염증, 항알레르기 작용을 한다. 동물의 몸에 자연적으로 존재하는 물질이고 1916년 개의 간에서 처음 분리해냈다.

헤파린이 포함된 연고는 단순히 바르기만 하는 것이 아니라 흉터 부위에 바른 후 마사지하듯이 문질러주는 것이 좋다. 보통은 하루 2~3회, 최소 2~3개월 동안 꾸준히 발라야 효과가 있다. 특히 상처가 아물고 흉터가 지는 약 2개월 동안 콜라겐이 활발하게 만들어지는데, 이 시기에는 쭉 발라주는 것이 좋다. 피부가 완전히 재생되려면 6개월에서 1년 반까지도 걸리므로 인내심을 가져야 한다.

헤파린은 혈액 응고를 강력하게 방해하는 물질이다. 그래서 혈전 치료, 심장 수술, 신장 투석, 수혈을 할 때 병원에서 주사약으로도 사용한다. 멍과 붓기를 빨리 빼주는 연고의 성분으로도 쓴다.

이런 점을 주의해야 합니다

흉터 연고를 바를 때 일시적으로 피부에 자극이 있을 수 있다. 바른 부위가 가렵거나 빨개진다. 연고를 계속 바르다 보면 보통 이런 부작용이 서서히 사라진다. 이런 증상이 지속되면 의사, 약사와 상의하도록 한다.

이렇게 바릅니다

헤파린이 든 흉터 연고는 상처와 주변 피부에 하루에 2~3회 바르고 약이 충분히 스며들도록 가볍게 마사지한다. 2세 이상 어린이부터 바를 수 있다. 성인은 하룻밤 정도는 저녁에 연고를 두껍게 바르고 붕대나 거즈로 고정하는 방법을 쓸 수 있다. 오래되었거나 심한 흉터에 알맞은 방법이다.

연고를 바르기 전과 후에는 손을 반드시 씻어야 한다. 약이 눈에 들어가지 않게 조심한다.

상처가 났을 때 처음부터 흉터 연고를 바르면 안 된다. 진물과 피가 멎고 딱지가 저절로 떨어지고 난 후에 흉터 연고를 바르기 시작해야 한다. 장기간 꾸준히 사용해야 효과를 볼 수 있다.

더 알아보기 1

흉터를 치료하는 시트와 겔

흉터 치료에 쓸 수 있는 다른 방법으로 실리콘 성분의 시트와 겔제가 있다. 실리콘은 공기가 통하지만 세균이 통과할 수 없는 방수막을 만들어서 수분 손실을 막는다. 수분이 충분하면 콜라겐이 비정상적으로 많이 만들어지는 일이 줄어 흉터가 덜 생긴다. 충분한 효과를 보기 위해 3~6개월 이상 꾸준히 사용하면 좋다.

실리콘 겔은 연고와 비슷한 형태지만 피부에 침투하지 않고 그대로 굳어 겉표면을 감싸 보호한다(제품명: 더마틱스 울트라, 시카케어). 약국에서도 판매한다. 헤파린이 포함된 연고와 함께 사용한다면, 연고를 먼저 바른 뒤에 실리콘 시트와 겔을 사용한다.

더 건강하게
더 현명하게,
영양성분

간을 보호하는 밀크시슬

실리마린

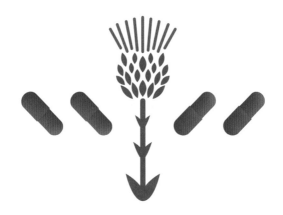

독성간질환, 만성간염, 간경변처럼 결코 가볍지 않은
간질환의 보조 치료약이지만 피로가 심하거나 간 수치가
경계를 살짝 넘은 경우에도 간 건강을 위해 약국에서
처방전 없이 살 수 있다. 밀크시슬 영양제로 잘 알려져 있다.

대표 제품	레가론캡슐70·140, 영풍실리마린정
용법	성인 35~140mg씩 하루 3회
투여 간격	6~8시간
24시간 최대 용량	420mg(권장)
임신	등급 없음. 의사와 상의
수유	의사와 상의
주의점	1. 직사광선을 피해 습기가 적고 서늘한 곳에 보관한다.
	2. 설사를 할 수 있다. 증상이 심하면 의사, 약사와 상의한다.
	3. 12세 이하 어린이는 먹지 않는다.
	4. 담도폐쇄 환자나 그 병력이 있는 경우 복용해도 되는지 의사에게 문의한다.
	5. 간 건강을 위해 식이요법, 운동요법, 금연, 금주 등 철저한 자기 관리를 병행한다.

더 건강하게 더 현명하게, 영양성분

흰무늬엉겅퀴는 지중해가 원산지로 수천 년 전부터 지금까지 서양에서 간보호제로 사용되어 왔다. 영어로는 밀크시슬milk thistle이라고도 부르는데 '시슬'은 엉겅퀴를 가리키고 '밀크'는 엉겅퀴 잎의 흰 줄무늬 때문에 붙게 되었다. 잎에 난 하얀 무늬가 성모 마리아의 젖이라는 전설이 있어서 마리아엉겅퀴라고도 한다.

간에 좋은 물질은 흰무늬엉겅퀴의 열매에 많다. 흰무늬엉겅퀴 추출물 중에서 약효를 내는 유효 성분을 통틀어 실리마린silymarin이라고 부른다. 실리마린을 구성하는 여러 물질 중에서 효과가 가장 좋은 성분은 실리빈이다. 오래전부터 사용되었지만 흰무늬엉겅퀴에서 실리마린을 분리해낸 것은 1968년의 일이다.

작용

이 약은 이런 일을 합니다

실리마린은 간의 해독 작용을 강화하고 손상된 간세포의 재생을 촉진한다. 간세포의 세포막 투과성을 조절해서 독성 물질이 간세포에 들어오지 못하게도 한다.

246

우리 몸에서는 각종 생화학 반응이 일어나면서 신진대사가 원활하게 이루어진다. 이때 발생하는 활성산소는 체내 조직을 손상시킨다. 항산화제인 실리마린은 활성산소의 독성을 없앤다. 이렇게 간 손상을 예방하고 간세포를 보호해주기에 각종 간질환에 보조 치료약으로 두루 쓰인다.

이렇게 써놓으니 만능 간장약 같지만, 아직 대규모 임상시험에서 실리마린의 약효를 뚜렷하게 입증하지는 못했다. 사람마다 효과가 다르고 약효가 있어도 약할 수 있다. 실리마린은 어디까지나 보조 치료약이므로 간질환이 있다면 주된 치료약을 철저히 복용하고 식이요법, 운동요법을 지켜야 한다.

간에 좋은 영양소인 비타민 B군, 니코틴산아미드를 실리마린과 혼합한 일반의약품도 있다(제품명 예: 액티리버연질캡슐).

실리마린은 간 건강에 도움을 주는 건강기능식품으로도 허가를 받았다. 심각한 간질환을 갖고 있지 않더라도 영양제처럼 먹을 수 있다. 건강기능식품의 경우 실리마린의 하루 최대 복용량은 130mg이다. 그에 반해 의약품으로 나온 실리마린의 하루 최대 복용량은 420mg이다. 건강기능식품과 의약품의 권장 용량이 다른 것은 용량을 늘릴 때 부작용도 커질 수 있어서 주의해야 하기 때문이다. 더 높은 용량을 시도해보고 싶다면 병원 진료를 권한다.

이런 점을 주의해야 합니다

드물게 위통이나 설사, 알레르기 반응이 있을 수 있다. 증상이 심해지면 병원에 가도록 한다. 실리마린은 독성이 강하지 않고 태아에게 안전한 것으로 알려졌지만, 임신이나 수유 중인 사람은 복용 전에 의사와 상의하도록 한다. 황달이 있거나 담도폐쇄 환자이거나 예전에 담도가 폐쇄된 적이 있어도 의사에게 문의하는 것이 좋다. 간혹 실리마린을 먹고 산모가 아닌데도 유즙이 분비되거나 제2형 당뇨 환자의 혈당이 떨어진 사례가 있다. 제2형 당뇨 환자는 의사, 약사에게 상의한 후에 실리마린을 복용하도록 한다.

이렇게 먹습니다

실리마린은 35~140mg씩 하루 3회 복용한다. 간질환이 있으면 보통 처음에는 140mg씩 하루 3회로 처방된다. 12세 이하 어린이는 먹지 않도록 한다.

식사와 관계없이 먹어도 되지만, 식사 후에 먹으면 흡수가 조금 더 잘된다. 1개월 정도 복용해도 증상이 낫지 않거나 1개월 넘게 장기 복용한 경우에는 의사, 약사에게 문의한다.

포장지 라벨에 밀크시슬 추출물 함량이 적혀 있을 때도 있고, 실리마린이나 실리빈 함량이 적혀 있을 때도 있다. 그래서 다르게 표기된 제품들을 비교할 때 주의해야 한다. 예를 들어 레가론캡슐140은 캡슐 하나에 밀크시슬건조엑스산 339.4mg이 들어 있는데, 이 중에서 실리마린은 140mg이다. 영풍시리마린정은 알약 하나에 밀크시슬열매건조엑스 함량이 200mg인데 실리마린 함량은 140mg이다. 실리마린 함량은 같아도 밀크시슬로 표기된 함량은 다를 수 있다는 뜻이다.

더 알아보기 1

한국인 대표 간장약 우루사

우리나라에서 아마도 모르는 사람이 없을 간장약 우루사에는 몇 가지 종류가 있다. 먼저 우르소데옥시콜산UDCA 단일 성분으로 된 우루사정100mg, 우루사정200mg이 있다. 이 중에서 200mg짜리는 병원에서 처방하는 전문의약품이고 100mg짜리는 일반의약품이다. 만성 간질환 환자의 간 기능을 개선하는 목적으로 사용한다.

건강한 사람에게 더 친숙한 우루사는 일반의약품인 우루사연질캡슐과 복합우루사연질캡슐이다. 이 약은 UDCA 함량이 우루사정보다 낮고, 대신 비타민, 인삼, 타우린 등이 첨가되어 있다. 이름이 상당히 비슷해서 헷갈리기 쉽지만 두 약은 초점이 다르다. 우루사연질캡슐은 간을 해독하는 데 도움을 주고 간 기능을 개선한다. 반면에 복합우루사연질캡슐은 UDCA 함량이 우루사연질캡슐의 절반이고, 인삼과 타우린이 추가되어 피로회복제, 자양강장제에 가깝다.

장까지 살아가도록

프로바이오틱스

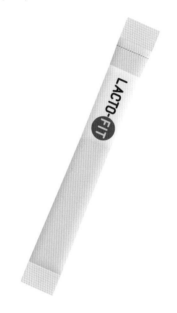

변비, 설사, 과민성대장증후군을 완화한다.
항생제 복용으로 죽은 유익균을 보충하고 장내 세균
사이의 균형을 바로잡기도 한다. 여성의 질 건강을 위해
산부인과에서 흔히 처방한다.

대표 제품	메디락디에스장용캡슐, 메디락에스장용캡슐, 두배락캡슐, 람노스캡슐, 라시도필캡슐
용법	처방이나 제품설명서를 따름
투여 간격	8~24시간
24시간 최대 용량	1억~100억 마리
임신	등급 없음. 대체로 안전하지만 의사와 상의
수유	대체로 안전하지만 의사와 상의
주의점	1. 쪼개거나 씹어 먹지 않는다.
	2. 1개월 정도 복용해도 증상이 낫지 않으면 의사, 약사와 상의한다.
	3. 평소에 수분을 충분히 섭취한다.
	4. 위산 분비를 촉진하는 강한 향신료, 카페인 등은 가급적 함께 먹지 않는다.
	5. 항생제와 몇 시간 간격을 두고 먹는다.
	6. 습기가 적고 서늘한 곳에 보관한다.

예전에는 유산균이라는 용어를 더 많이 썼다. 불가리아 사람들은 유산균이 풍부한 요구르트를 마셔서 오래 산다는 광고도 있었다. 유산균은 젖산을 생성하는 세균을 가리킨다(젖산을 한자어로 바꾸면 유산乳酸이다). 요구르트에 들어 있는 유산균은 우리 몸에 이롭지만, 여러 유산균 중 하나일 뿐이고 모든 유산균이 몸에 이로운 것은 아니다.

프로바이오틱스는 '충분한 양을 투여했을 때 건강에 이로운 살아 있는 미생물'에 붙이는 말이다. 대부분 인간의 장에 자연적으로 존재하거나 그와 유사한 균주들이다. 지금까지 세균 몇 종과 효모 한 종이 프로바이오틱스로 밝혀졌다. 프로바이오틱스에는 유산균도 있고 유산균이 아닌 것도 있다. 이렇게 유산균과 프로바이오틱스는 동의어처럼 쓰이지만 의미 차이가 있다.

가루나 캡슐로 만든 프로바이오틱스 제제 대신에 요거트, 케피르, 사우어크라우트, 콤부차, 김치, 청국장, 된장, 치즈 등 발효식품을 먹어도 된다. 단지 변비 때문에 프로바이오틱스를 먹어보려고 한다면 물을 많이 마시고 운동을 하고 채소를 많이 먹는 등 다른 방법을 먼저 써보는 것이 낫다.

더 건강하게 더 현명하게, 영양성분

이 약은 이런 일을 합니다

장 건강을 개선하는 목적으로 허가된 프로바이오틱스 일반의약품은 한두 가지 유익균으로 이루어져 있다. 메디락디에스장용캡슐에는 바실루스 숩틸리스균과 엔테로코쿠스페슘균이, 람노스캡슐에는 락토바실루스 람노수스균이 들어 있다.

우리 몸에는 수많은 세균이 산다. 장에 사는 세균만 해도 약 100조 마리라고 한다. 인체에 이로운 균, 해로운 균, 이롭지도 해롭지도 않은 균이 섞여 있다. 어떤 균은 가만히 있다가 환경이 변화하면 해로워지기도 한다. 이를 장내 세균총이라고 부른다(사실은 효모, 바이러스 등 모든 미생물이 인간의 장에서 살고 있고 이를 통틀어 장내 미생물총이라고 한다). 해로운 균이 갑자기 많아지거나 장내 세균들 사이에 균형이 깨지면 설사, 변비, 복부팽만감, 장내이상발효가 생긴다. 과민성대장증후군도 나타날 수 있다. 따라서 외부에서 유익균인프로바이오틱스를 공급해주면 유익균이 늘어나고 유해균이 줄어들어 장내 세균총의 균형을 바로잡을 수 있다.

병원에서는 항생제 투여 후 설사가 날 때와 과민성대

장증후군, 여성의 만성 질염에 프로바이오틱스 제제를 처방한다. 질염에 특화된 프로바이오틱스 영양제는 질염뿐만 아니라 배변에도 효과가 좋다.

프로바이오틱스가 면역력을 강화한다는 이야기도 있지만, 아직 완전히 입증된 사실은 아니다. 앞으로 더 자세한 연구가 될 것으로 기대된다. 장에는 뇌와 직통으로 연결된 신경이 분포하고 면역 세포도 많기 때문에 장내 환경을 개선하는 것이 면역에 영향을 준다고 추측된다.

건강기능식품으로 나온 프로바이오틱스 제제에는 더 다양한 유익균이 포함되어 있다. 균주의 종류도 많고 조합도 여러 가지며 개체 수도 차이가 크다. 자신이 원하는 효과를 내는 균주가 많이 들어 있는 제품을 고르고, 1개월 이상 먹어봐도 잘 안 맞는 것 같으면 다른 유산균을 시도하는 것이 좋겠다.

(부작용)

이런 점을 주의해야 합니다

프로바이오틱스는 부작용이 비교적 적다. 가장 흔한 부작용은 설사고 위의 불편함, 구토, 피부발진, 두드러기도 생길 수 있다. 면역질환, 대장질환이 있거나 다른 병이 있다면 건강한 사람과 달리 이상반응이 일어날 수 있으니 마음대로 복용하지 말고 그 전에 의사에게 문의하도록 한다.

항생제와 함께 프로바이오틱스를 처방받았다면 몇 시간 간격을 두고 따로 복용한다. 항생제 복용이 단기 처방이고 복용 중에 가벼운 설사 외에 큰 불편함이 없다면, 항생제 복용이 끝난 뒤에 프로바이오틱스를 먹는 것도 좋다.

복용법

이렇게 먹습니다

병원에서 처방받은 경우에는 처방에 따라 복용한다. 하루에 1~3회씩 먹도록 처방될 수 있다.

건강기능식품으로 나온 프로바이오틱스는 대개 하루 1회 복용한다. 1억~100억 마리짜리 제품들이 있는데, 적은 양으로 최대한의 효과를 보고 싶다면 개체 수가 적은 제품부터 시도해보는 것이 좋다. 프로바이오틱스를 식사 전에 복용하는 것이 좋은지 식사 후에 복용하는 것이 좋은지는 의견이 분분하다. 큰 차이가 없을 수도 있다. 자신은 아침에 일어나서 공복에 먹는 것이 좋은지, 자기 전에 먹는 것이 좋은지 등을 따져서 복용하자.

프로바이오틱스는 장으로 가야 제 기능을 할 수 있다. 장으로 가는 길에 위와 십이지장의 소화효소에 의해 많은 수가 죽기 때문에 장용 코팅을 한 제품이 많다. 캡슐을 쪼개거나 씹어 먹으면 원하는 약효가 없고 부작용이 있을 수 있다.

프로바이오틱스는 살아 있는 균이고 온도에 민감해서 유통 과정, 보관 중에 시간이 흐르면 일부가 죽는다. 위를 지나는 동안에도 일부가 죽는다. 죽은 균은 살아 있는 균의 먹이가 되므로 해롭지는 않지만, 살아 있는 균의 숫자가 너무 적으면 원하는 효과가 없을 수 있다. 따라서 제품설명서에 나온 대로 적절한 장소에 보관하고 빠른 시간 내에 먹는 것이 좋다.

더 알아보기 1

효모 성분의 프로바이오틱스

세균이 아닌 효모 성분의 프로바이오틱스도 있다. 인간의 장에 사는 사카로마이세스 보울라디다(제품명 예: 비오플

250산). 이 유익한 효모는 항생제 치료를 받은 어린이에게 자주 처방된다.

더 알아보기 2
헷갈리는 바이오틱스들

프로바이오틱스를 한글로 써놓으면 조금 복잡하고 생소해 보인다. 하지만 첫머리의 프로pro가 '~를 위한, ~에 도움을 주는'이라는 뜻이므로 건강에 이로운 미생물이라는 뜻을 연상할 수 있다.

프리바이오틱스prebiotics는 프로바이오틱스의 먹이인 식이섬유를 가리킨다. 우리의 장에 정착한 미생물은 먹을 것이 있어야 활발하게 활동하고 번식할 수 있기 때문에 복용한다. 프로바이오틱스와 프리바이오틱스를 혼합해 하나의 제품으로 만든 것을 신바이오틱스synbiotics라 한다.

포스트바이오틱스postbiotics는 프리바이오틱스가 생성하는 물질을 뜻한다. 프리바이오틱스도 생물이니까 먹이를 먹고 대사산물을 분비한다. 이 대사산물도 사람에게 이로운 작용을 한다는 연구 결과가 많아지고 있다.

우리와 함께 사는 장내 미생물에 대해 아직 모르는 것이 많다. 앞으로 무궁무진한 새로운 사실이 밝혀질 것이라 기대된다.

활성산소를 없애고
눈 건강을 지키는

빌베리 추출물

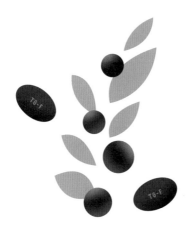

활성산소를 없애 눈을 건강하게 한다. 병원에서는
당뇨병으로 생긴 망막변성이나 눈의 혈관장애에 처방한다.
일반의약품과 건강기능식품으로도 먹는다.

대표 제품	(단일 제제)타겐에프연질캡슐
용법	성인 170mg씩 식사 후 하루 2~3회
투여 간격	4~12시간
24시간 최대 용량	510mg(권장)
임신	등급 없음. 자료가 충분하지 않음. 의사와 상의
수유	대체로 안전하지만 의사와 상의
주의점	1. 1개월 이상 먹어도 낫지 않으면 의사, 약사와 상의한다. 2. 발진, 발적, 가려움증 등이 나타나면 복용을 멈추고 의사에게 문의한다. 3. 탄닌 알레르기가 있으면 피한다. 4. 정해진 용량보다 많이 먹지 않도록 주의한다. 5. 습기가 적고 서늘한 곳에 보관한다.

컴퓨터와 스마트폰이 일상화된 오늘날에는 젊은 사람도 눈이 피로하고 건조하다. 덩달아 루테인이 눈 건강에 좋은 영양제로 많은 주목을 받고 있다. 루테인은 시신경이 밀집된 황반에 존재하는 물질로 나이가 들수록 양이 줄어든다. 그러면서 황반변성, 시력저하 등 눈에 문제가 생기기 때문에 영양제로 루테인을 보충하려는 것이다. 하지만 지용성 영양소인 루테인은 우리 몸에서 필요한 것보다 많은 양을 섭취했을 때 오히려 눈 건강을 해칠 수 있다. 따라서 여기서는 눈에 좋은 영양성분 중 식약처에서 효과를 인정해 일반의약품으로 허가한 빌베리bilberry 추출물에 대해 알아보겠다.

빌베리는 유럽에서 자생하는 식물이다. 미국이 원산지인 블루베리와 빌베리는 같은 바키니움속 식물로 열매의 생김새도 매우 비슷하다. 둘 다 블루베리라고 부르는 경우가 많다.

빌베리는 옛날부터 식품으로 애용되었고 민간요법에도 쓰였다. 고대 그리스에서는 설사에, 16세기 유럽에서는 괴혈병, 요로결석, 폐결핵에 사용한 기록이 있다. 빌베리에 비타민 C도 들어 있으니 괴혈병에 사용한 게 아주 이상하지는 않지만, 나머지 병들은 엉뚱해 보이기도 한다. 아직 연구가 많이 부족하고 항산화 효과 외에 다른 효과가 있기는 하지만 아주 약해서 관련 약으로 쓸 정도는 아닐 것으로 예상된다.

빌베리처럼 색이 진한 열매에는 안토시아닌이 많이 들어 있다. 안토시아닌은 산성도에 따라 붉은색, 푸른색, 보라색, 검은색을 띠고 항산화 작용을 한다.

구기자, 아사이베리, 마키베리 등 다른 베리류도 눈 건강에 좋지만 우리나라 식약처에서 승인을 받아 약으로 사용되는 것은 빌베리가 유일하다. 해외에서는 다른 베리 추출물로 만든 건강보조제 제품이 많이 있다.

(작용)

이 약은 이런 일을 합니다

빌베리 추출물은 아주 강력한 항산화제다. 우리 몸속에 필연적으로 생기는 활성산소는 망막을 손상시킨다. 항산화제인 빌베리 추출물로 활성산소를 없애면 망막을 건강하게 유지할 수 있다.

빌베리 추출물은 당뇨병으로 생긴 망막변성과 눈의 혈관장애를 개선하는 데 쓰는 일반의약품으로 허가를 받았다. 눈을 건강하게 하는 효과를 인정받은 것이다. 그뿐만

아니라 눈의 모세혈관을 강화해 충혈과 붓기를 억제하고
혈관을 통해 산소와 영양소가 잘 공급되도록 돕는다.

눈뿐만 아니라 온몸에서 항산화 작용을 하므로 몸 전
체 컨디션에도 좋다.

부작용

이런 점을 주의해야 합니다

빌베리 추출물 제제는 정해진 용량을 지키면 별다른 부작
용이 없다. 다만 무엇이든지 지나친 것은 좋지 않으니 고용
량으로 1년 이상 복용하지 않도록 한다.

간혹 속쓰림 같은 위장장애나 알레르기 반응이 나타날
수 있다. 빌베리 추출물에는 탄닌이 들어 있어서 탄닌 알레
르기가 있으면 피해야 한다. 그 밖의 경우에도 발진, 발적,
가려움 등의 증상이 나타나면 복용을 멈추고 의사와 상의
하도록 한다.

더 건강하게 더 현명하게, 영양성분

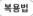

이렇게 먹습니다

일반의약품으로 나온 빌베리 추출물은 하루 2~3회 170mg 씩 식후에 복용한다.

일부 빌베리 추출물은 눈에 좋은 비타민이나 아미노산 과 혼합해 복합 제제로 만들었다. 그중 비타민 A는 눈 건강 에 좋기 때문에 거의 모든 복합 제제에 들어 있다. 다만 임 신 중에 먹으면 기형아 확률이 올라가기 때문에 임신부는 주의해야 한다.

넘치지도

부족하지도 않게

비타민 B, C, D

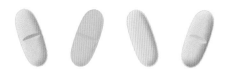

비타민 B군은 육체적 피로와 스트레스를 줄이고 만성적인
구내염을 해결한다. 비타민 C는 항산화제로 작용하며
콜라겐을 만드는 데 꼭 필요하다. 뼈와 이를 튼튼하게 하는
비타민D는 구루병 예방, 골다공증 치료에 중요하고
건선, 아토피 등 면역 질환 치료에도 쓴다.

더 건강하게 더 현명하게, 영양성분

비타민 B군

대표 제품	(먹는 약)임팩타민징, 맥스케어정
용법	성인 1정 하루 1회
복용 간격	24시간
24시간 최대 용량	제한 없음
임신	C등급, 의사와 상의
수유	의사와 상의
주의점	1. 1개월 이상 복용해도 나아지는 점이 없으면 의사, 약사와 상의한다. 2. 발진, 발적, 가려움증 등이 나타나면 의사, 약사와 상의한다. 3. 소변이 노랗게 변할 수 있다. 인체에는 무해하다. 4. 습기가 적고 서늘한 곳에 보관한다.

비타민 C

대표 제품	(먹는 약)유한비타민씨정1000mg
용법	500~1000mg을 하루 1~2회로 나눠 복용
복용 간격	12~24시간
24시간 최대 용량	제한 없음
임신	C등급, 의사와 상의
수유	의사와 상의
주의점	1. 1개월 이상 복용해도 나아지는 점이 없으면 의사, 약사와 상의한다. 2. 충분한 물과 함께 먹는다. 3. 먹고 바로 눕지 않는다. 바로 누우면 식도 점막과의 접촉시간이 길어져 식도염이 생길 수 있다. 4. 지나친 음주, 흡연을 삼간다. 5. 임신 중 고용량을 복용하지 않는다. 6. 소변을 볼 때 통증이 있으면 바로 병원 진료를 받는다. 7. 당뇨 검사를 하게 되면 비타민 C를 먹었다는 사실을 의료진에게 미리 알린다.

더 건강하게 더 현명하게, 영양성분

비타민 D

대표 제품	(먹는 약)디3베이스경구드롭스10,000IU/mL
용법	하루 1~2회 식사 중 또는 식사와 함께 복용
복용 간격	12~24시간
24시간 최대 용량	4000IU(일부 자료에는 10,000IU)
임신	A등급(일일권장량 600IU 초과 시 D등급)
수유	모유 이행, 유익성이 위험성을 상회하는 경우에만 복용
주의점	1. 의사, 약사와 상의 없이 고함량의 칼슘제를 함께 먹지 않는다. 2. 신장 질환이 있는 경우에는 의사에게 상담한다. 3. 정기적으로 피 검사를 해 칼슘 수치를 확인한다.

사람이 살아가려면 3대 영양소 말고도 몸에서 직접 만들지 못하는 비타민과 미네랄을 먹어야 한다. 비타민은 밀리그램이나 마이크로그램 단위의 아주 적은 양만 필요하지만 부족하면 생명을 유지할 수 없다.

비타민이 결핍되거나 과잉되면 위험한 질병에 걸릴 수 있다. 일반적으로 우리 몸에 들어오는 물질은 (식품이든, 약이든, 독성 물질이든) 수용성이면 물에 녹아 소변으로 배출되고 지용성이면 세포막으로 녹아들어 배출이 잘 되지 않는다. 그래서 지용성 비타민을 지나치게 많이 먹을 시 몸에 쌓여서 해를 끼칠 수 있다. 반면 수용성 비타민은 많은 양을 먹어도 남은 것은 배출되니 무해하다고들 한다. 하지만 이는 어디까지나 이론이므로 너무 안심해서도 안 된다. 수용성 비타민은 부작용이 적은 편이지만 없지는 않고, 무조건 많이 먹는다고 몸에 좋은 것도 아니다. 지용성 비타민은 비타민 A, D, E, K이고 수용성은 비타민 B군, C다.

비타민의 좋은 점은 만병통치약 뺨칠 정도로 많다. 각 비타민이 우리 몸 구석구석에서 다양한 활약을 하기 때문이다. 하지만 원하는 효과로 연결되는지는 분명히 입증되지 않았고, 사람마다 느끼는 효과와 부작용의 편차가 크다. 각 비타민의 작용을 일일이 나열하는 것은 의미가 없으니 여기서는 일부 중요하거나 특이한 사항만 살펴보자.

비타민 B군

비타민 B군은 신진대사를 위해 꼭 필요하지만 인체에서 저절로 만들어지지 않는 여덟 가지 물질을 통틀어 가리킨다. 화학 구조에는 공통점이 없지만, 같은 식품에 분포하며 비슷한 작용을 해서 비타민 B1, B3, B7 등을 하나의 그룹으로 분류한다. 단일 성분으로 먹는 것보다 비타민 B군 복합제로 먹는 것이 더 효과가 좋다.

시중에는 비타민 B군을 주성분으로 한 고함량 제제가 나와 있다. 광고로 자주 접하는 임팩타민정, 메가트루정이 있으며 피로, 스트레스, 잦은 구내염, 피부 질환, 체력 저하에 좋다. 성분표를 보면 하루 권장량의 2000%, 3000%라고 적혀 있지만 놀랄 필요는 없다. 하루 권장량은 최소한의 기준으로 그만큼은 먹어야 결핍증으로 치명적인 병에 걸리지 않는다는 뜻이기 때문이다. 피로를 개선하려면 더 많은 양이 필요하다. 고함량 비타민 B군 제제는 일반적으로 많이 먹어도 부작용이 잘 생기지 않는다. 다만 B6, B9는 과다 복용하면 장애를 일으키므로 주의해야 한다.

비타민 B군의 종류와 효과

종류	이름	특징
비타민 B1	티아민	에너지 대사 촉진
비타민 B2	리보플라빈	구내염, 편두통, 눈의 피로 개선
비타민 B3	나이아신	콜레스테롤 수치 강하
비타민 B5	판토텐산	스트레스 개선
비타민 B6	피리독신	경구피임약 복용 시 고갈되므로 보충제 필요 고용량은 신경 독성을 일으킬 수 있음
비타민 B7	비오틴	머리카락, 손발톱, 피부에 좋음
비타민 B9	엽산	임신 초기 필수 영양소
비타민 B12	코발라민	빈혈 예방 동물성 식품에만 들어 있어서 철저한 채식주의자는 보충제 필요

*중간에 B4, B8 등이 빠진 것은 분류에 변동이 생겼기 때문이다. 발견한 물질이 비타민인 줄 알고 번호를 붙였다가 나중에 아니라는 사실이 밝혀진 것 같은 경우다.

비타민 B 중에서 엽산(B9)은 임신 초기 태아의 신경계 형성에 관여한다. 임신부의 엽산 대사에 이상이 있으면 자꾸 유산이 되거나 기형아를 출산한다. 엽산은 보건소에서 철분과 함께 모든 임신부에게 제공하는 영양소이기도 하다. 엽산의 혈중 농도가 일정 수준에 이르려면 몇 달이 걸리기 때문에 임신을 계획하기 3~6개월 전부터 먹기를 권한다.

비타민 C

비타민 C는 항산화제로 작용하고 체내에서 콜라겐을 합성할 때 중요한 역할을 한다. 이에 다량의 비타민 C를 먹는 메가도스요법이 몇 년 전부터 유행이다. 비타민 C는 수용성이라서 아무리 많이 먹어도 부작용이 별로 없다고 알려졌다. 우리나라 식약처의 하루 권장 섭취량은 100mg, 미국 FDA는 60mg이다. 그런데 요즘 건강기능식품으로 판매되는 비타민 C 제제는 1알이 1000mg(=1g)짜리다. 메가도스는 식사 때마다 1~2g을 먹는 것을 시작으로 점차 양을 늘린다. 메가도스요법을 따르는 사람들은 비타민 C를 고용량으로 복용할 경우 피로가 풀리고 감기가 씻은 듯이 나으며 얼굴이 뽀애진다고 한다.

비타민 C의 화학명은 아스코르브산이다. 산성 물질이기 때문에 먹고 나서 속이 쓰릴 수 있다. 하루 0.5~1g만 먹어도 속이 쓰린 사람을 위해 산성을 약하게 만든 중성 비타민 C 제제도 나와 있다. 또한 비타민 C를 꾸준히 먹으면 신장 결석이 생길 수 있으니 물을 많이 마셔야 한다.

비타민 C 과다 섭취의 부작용과 효과는 개인차가 매우 크기 때문에 자신의 상태에 따라 용량을 조절하는 것이 좋다. 어떤 사람은 (비타민 C가 생화학 반응을 촉진해서 그런지) 오전에 먹으면 활기가 생기고, 저녁에 먹으면 잠이 잘 안 오며, 두통, 설사도 몇 번 겪는다고 한다. 하지만 이런 불편함을 전혀 겪지 않고 날마다 10g씩 먹는 사람도 있다.

담배를 핀다면 비타민 C를 보충해줘야 한다. 흡연을 하면 활성산소가 많아져서 체내 비타민 C를 빨리 고갈시키기 때문이다. 반면 임신 중에 고용량의 비타민 C를 복용하면 아기에게 괴혈병이 생길 수 있으니 조심해야 한다.

일반의약품 비타민 C 제제는 괴혈병 치료와 예방, 피로, 비타민 C 결핍이 추정되는 경우에 사용한다. 하루에 총 500~1000mg을 복용한다.

비타민 D

비타민 D는 햇빛을 쬐면 우리 몸에서 만들어지는 영양소다. 햇빛의 자외선과 피부의 지방 성분이 만나서 만들어진다. 그래서 일조량이 적은 겨울에 부족해지기 쉽다.

비타민 D의 가장 잘 알려진 기능은 구루병을 예방하고 뼈와 이를 튼튼하게 하는 것이다. 음식에 든 칼슘과 인이 잘 흡수되도록 돕는다. 그래서 칼슘보충제에 비타민 D가 함께 들어갈 때가 많다. 식사 후 또는 식사와 함께 먹어야 흡수가 잘된다.

비타민 C가 좋다는 이야기는 오래전부터 있었지만, 비타민 D는 면역 강화와 암 예방 가능성에 관한 연구들 덕분에 최근에 주목받기 시작했다. 건강기능식품도 있고 3개월에 한 번씩 맞는 주사약도 있다. 피 검사를 해서 비타민 D가 부족하다는 결과가 나오면 병원에서 100,000~200,000IU짜리 주사를 맞으라고 권하기도 한다.

간혹 영양소의 단위를 IU로 표기하는데, 평소에 쓰던 단위가 아니라서 헷갈리기 쉽다. 이 단위는 물질마다 다르게 환산하게 되어 있다. 비타민 D의 경우에는 1000IU가 25μg 즉 0.025mg에 해당한다. 대부분의 비타민 D 제품은 IU로 표기된다.

비타민 D는 지용성 비타민이어서 많은 양을 연속으로 복용할 경우 몸속에 쌓인다. 부작용으로 고칼슘혈증, 부정맥, 식욕부진이 일어난다. 따라서 비타민 D를 일반의약품이나 건강기능식품으로 먹으려면 병원에서 피 검사를 통해 비타민 D 혈중 농도를 알아보고 의사, 약사에게 문의하는 것이 좋다. 비타민 D가 결핍된 사람이 우리나라 인구의 80%가 넘을 정도로 많다 보니 피 검사 없이 1000~2000IU를 3~6개월 정도 먹는 것은 무난하다고 본다. 하지만 과다 축적의 가능성을 피하기 위해 한 번쯤은 피 검사를 받아보기 바란다. 6~12주 동안 매일 1000IU를 먹어야 혈중 농도가 10ng/ml 올라가니 꾸준히 먹어야 한다.

오늘날에는 낮 시간에 실외 활동이 적고 자외선 차단제를 열심히 바르기 때문에 햇빛을 통한 비타민 D 합성이 줄어들었다. 세계적으로 비타민 D 결핍 상태다. 비타민 D 제제를 먹는 것도 좋지만, 기회가 될 때마다 햇빛을 쬔다면 비타민 D도 만들어지고 건강에도 좋을 것이다.

미네랄의 대활약

마그네슘과 셀레늄

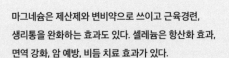

마그네슘은 제산제와 변비약으로 쓰이고 근육경련,
생리통을 완화하는 효과도 있다. 셀레늄은 항산화 효과,
면역 강화, 암 예방, 비듬 치료 효과가 있다.

마그네슘

대표 제품	(먹는 약)마그밀정, 삼천당산화마그네슘정250mg, 마그비타연질캡슐, 마그네비정, 마비스정
용법	성인 400~750mg을 하루 1~3회로 나눠 복용
투여 간격	8~24시간
24시간 최대 용량	6000mg(신장 질환이 없는 경우)
임신	등급 없음, 의사와 상의
수유	의사와 상의
주의점	1. 설사가 생길 수 있다. 증상이 심하면 의사, 약사와 상의한다. 2. 다량의 우유와 유제품 섭취를 피한다. 3. 항생제를 투여하기 전에 꼭 의사와 상의한다. 4. 철분제와 간격을 최소 2시간 두고 먹는다. 5. 신장 질환이 있는 경우 마그네슘을 먹어도 되는지 의사에게 문의한다.

셀레늄

대표 제품	일반의약품: 세파셀렌정100μg 건강기능식품: 지앤씨셀레늄200μg, 솔가셀레늄100μg
용법	성인 100~200μg씩 하루 1회
투여 간격	24시간
24시간 최대 용량	400μg
임신	등급 없음
수유	모유 이행, 의사와 상의
주의점	1. 1개월 이상 먹어도 증상이 낫지 않으면 의사, 약사와 상의한다. 2. 비타민 C와 간격을 4시간 두고 복용한다. 3. 한 번에 많은 양을 먹으면 급성 증상으로 입에서 마늘 냄새나 쇠 맛이 나고 피로, 메스꺼움, 설사, 복통 등이 생길 수 있다. 이럴 경우 바로 응급실에 간다.

미네랄은 비타민처럼 생명 유지에 반드시 필요한 영양소다. 나트륨, 칼슘, 마그네슘, 철, 아연, 칼륨, 요오드, 셀레늄, 인 등이 있다. 미네랄도 우리 몸에서 직접 만들지 못하므로 음식이나 보충제로 먹어야 한다. 흙에 함유된 미네랄을 식물이 흡수하고, 이 미네랄을 먹이사슬을 통해 인간이 먹는다. 마시는 물로도 얻는다.

체내에서 발견되는 미네랄은 종류가 상당히 많은데, 아직 기능이 밝혀지지 않은 것도 있다. 미네랄은 적은 양으로 생화학 반응을 조절한다. 미네랄이 너무 부족해도 너무 많아도 병이 생길 수 있으니 보충제를 복용할 시 의사, 약사와 상의해 양을 잘 조절해야 한다.

지금까지 알려진 것만 해도 스무 가지에 가까운 미네랄이 우리 몸에서 중요한 역할을 하지만 여기서 다 다룰 수는 없다. 요즘 주목받고 있는 마그네슘magnesium과 셀레늄selenium을 중심으로 살펴보자.

마그네슘

마그네슘은 제산제와 변비약으로 사용되는데 그 밖에도 많은 작용을 한다. 혈관을 확장하고 혈액 순환을 도와서 손발이 저리거나 차가운 현상을 줄인다. 또한 근육경련을 예방하기 때문에 눈 밑이 떨리거나 다리에 쥐가 자주 나거나 생리통이 심한 경우에 도움이 된다. 채소와 견과류를 챙겨 먹으면 마그네슘이 결핍되지 않지만, 현대인의 식습관을 고려해봤을 때 마그네슘이 부족한 사람이 많을 것이다.

마그네슘의 대표적인 부작용은 설사다. 보통은 지나치게 많이 먹었을 때 설사를 한다. 설사가 생겼을 때는 양을 조금 줄여보고 계속되면 의사, 약사에게 문의한다. 졸음도 잘 알려진 부작용이다.

마그네슘의 하루 권장량은 400mg이고 750mg까지도 먹는다. 월경전증후군에도 마그네슘이 도움이 되는데 비타민 B6(피리독신) 50~100mg와 함께 복용하면 더욱 좋다.

셀레늄

암 환자나 에이즈 환자가 셀레늄이 결핍된 경우가 많다는 사실을 관찰한 논문들이 있다. 그래서 암을 예방하고 면역력을 높이는 효과가 있다고 추측된다. 셀레늄은 체내에서 여러 효소의 구성요소이며 갑상선 호르몬을 활성화한다. 항산화제로도 작용한다. 비듬에도 효과가 있어서 비듬 방지 샴푸에 황화셀레늄 형태로 들어간다.

많은 양을 한 번에 먹으면 급성 증상으로 입에서 마늘 냄새나 쇠 맛이 나고 피로, 메스꺼움, 설사, 복통 등이 생길 수 있다. 급성 증상이 나타나면 바로 응급실에 가도록 한다.

보충제로 셀레늄과 비타민 C를 둘 다 먹을 시 4시간 정도 간격을 두고 먹는 것이 좋다.

셀레늄은 많은 멀티비타민제에 여러 성분 중 하나로 들어간다. 셀레늄 단일 제제로는 일반의약품인 세파셀렌정 100μg이 있고 국외에서는 100μg, 200μg짜리 건강기능식품이 판매되고 있어서 수입 제품을 사거나 해외 직구로 구할 수 있다. 적절한 하루 섭취량은 100~200μg이다.

일반의약품으로서 셀레늄 단일 제제는 셀레늄 결핍 환자에게 셀레늄을 공급해주는 것을 목적으로 한다. 밥을 먹지 못해서 주사로 영양을 공급받는 경우에 셀레늄을 따로 보충하기도 한다.

셀레나제100μg퍼오랄액은 인상 깊은 약이다. 암환자들이 퇴원할 때마다 이 약을 수십 상자씩 받아가기 때문이다. 셀레나제는 독일 제품으로 매우 순도를 높여 제조한 셀레늄 단일 제제다. 일반의약품이지만 가격이 워낙 비싸서 셀레늄 결핍이 심하지 않은 보통 사람은 접할 기회가 적다.

더 건강하게 더 현명하게, 영양성분

알아두면 약이 되는,
약 이야기

전문의약품과 일반의약품은 무엇이 다를까?

의약품은 약사법에 따라 전문의약품과 일반의약품으로 나뉜다. 전문의약품은 반드시 의사의 처방전이 있어야만 사고팔 수 있다. 일반의약품은 의사의 처방 없이도 약국에서 사고판다. 모든 약은 포장 용기에 일반의약품 또는 전문의약품이라고 표시해야 한다.

의사가 처방한 약이라고 해서 항상 전문의약품은 아니다. 필요하다고 판단될 시 일반의약품도 처방할 수 있다. 처방약에 보험이 적용되면 약값이 달라진다. 따라서 같은 약이라도 처방의약품일 때와 비처방의약품일 때 가격이 다를 수 있다.

의약품은 원칙적으로 약국에서 판매하지만 몇몇 품목을 안전상비의약품으로 지정해 편의점과 마트에서도 팔고 있다. 안전상비의약품은 일반의약품 중에서 가벼운 증상에 환자의 판단으로 급히 사용해야 하는 약을 가리킨다. 현재 편의점, 마트에서 몇 종류의 진통제, 감기약, 소화제, 파스를 판매하고 있다.

한편 약국에서는 의약품이 아닌 제품도 판다. 일회용 반창고와 박카스D 같은 의약외품, 프로바이오틱스 제제 같은 건강기능식품, 임신진단테스트기 같은 의료기기다.

약국이 아닌 다른 곳에서도 사고팔 수 있는 제품들이다. 반면 의약품은 반드시 병원이나 약국 매장에서만 판매하도록 법으로 정해져 있다. 의약품을 온라인이나 택배로 거래하는 것은 불법이다.

만약 어떤 제품이 의약품인지 건강기능식품인지 아니면 다른 분류에 속하는지 궁금하다면 포장용기를 보면 된다. 의약외품, 의료기기, 건강기능식품이라고 명시되어 있다. 포장용기가 없다면 약학정보원 사이트에서 제품명을 검색해보자. 이 데이터베이스에는 의약품만 들어 있으므로 의약품이 아닌 제품은 검색되지 않는다.

더 알아보기 1

편의점과 마트에서 파는 안전상비의약품

어린이용타이레놀정80밀리그람(10정)

타이레놀정160밀리그람(8정)

타이레놀정500밀리그람(8정)

어린이타이레놀현탁액(100㎖)

어린이부루펜시럽(80㎖)

판콜에이내복액(30㎖×3병)

판피린티정(3정)

베아제정(3정)

닥터베아제정(3정)

훼스탈골드정(6정)

훼스탈플러스정(6정)

신신파스아렉스(4매)

제일쿨파프(4매)

"모든 약은 독이다."

이 말은 독성학의 아버지라 부르는 스위스 화학자 파라셀수스가 했다고 전해진다. 효과가 있는 모든 약에는 부작용이 있고 이런 부작용이 건강을 해칠 수도 있다는 뜻이다. 약을 과다 복용하면 독이 된다는 뜻이기도 한다.

모든 약은 간과 신장에서 처리된다. 좀더 정확히 말하자면 약뿐만 아니라 담배를 필 때 몸으로 들어오는 유독물질, 발암물질 등 모든 이물질은 간과 신장에서 처리한다. 약은 우리 몸에 일상적으로 들어오는 물질이 아닌 것이다.

그래서 약을 먹는다는 것은 증상이나 질병을 치료하기 위해 몸에 약간의 무리를 주는 상태를 감수한다는 뜻이다. 이를 염두에 두고 약은 꼭 필요할 때만 먹기를 권한다.

마약류는 어떻게 관리할까?

마약류는 마약, 향정신성의약품, 대마를 가리킨다. 양귀비, 아편, 코카 잎 성분이 포함된 의약품을 마약으로 분류한다. 아편에서 추출한 모르핀과 코데인이 대표적이다. 모르핀은 마약성 진통제로 쓰이고 코데인은 기침을 강력하게 억제하므로 진해제로 쓰인다. 치료용 의약품을 마약이라고 부르는 것이 이상하긴 하지만 일단 법적으로 그렇게 정의되어 있다. 향정신성의약품은 중추신경계에 작용해서 오남용하면 위험한 약이다. 수면제, 진정제, 항불안제 등이 있다.

마약류 관리에 관한 법률을 일부러든 실수로든 어기면 마약사범이 된다. 그래서 병원과 약국에서 마약류를 철저하게 관리할 수밖에 없다. 특히 병원에서는 모르핀 주사를 사용할 경우 사용한 주사기와 빈 앰플을 반드시 원내 약국으로 반납해야 한다. 게다가 주사기에 남은 약의 용량까지 확인해서 처방과 일치하게 투여했는지 검수한다. 이렇게 남은 마약은 모아두었다가 폐기하고 폐기 전후의 사진을 찍어 보건소에 보고서로 제출해야 한다.

병원에서는 이렇게 철저하게 관리하지만 암환자에게 외래로 처방되는 경우에는 처치 곤란한 상황이 생긴다. 약을 집에 두다 보면 먹다 남기도 한다. 그대로 버리기도 힘들다. 그럴 때는 약국이나 보건소에 갖다주도록 한다. 꼭 마약류가 아니더라도 약국에서는 가정에서 쓰다 남은 폐의약품을 상시 수거하고 있다. 어떤 약이든 쓰레기통에 버리면 자연환경을 오염시키기 때문이다. 약국에 비치된 수거함을 이용하거나 약사에게 문의하면 된다. 약국에서는 폐의약품이 일정량 모이면 보건소로 전달하고 보건소에서 관련 규정에 맞게 폐기한다.

숙취해소제는 플라시보일까?

사회적 교류를 위해서든 친구들과 좋은 시간을 보내기 위해서든 술은 사회생활 전반에서 빠지지 않는다. 그래서 술이 덜 취하게 하는 약이나 다음 날 숙취를 없애는 약을 찾는 사람이 많다.

그런데 감기의 원인을 치료하는 약이 없는 것과 마찬가지로 숙취도 원인을 치료하는 약이 없다. 사실 숙취의 원인일 것으로 짐작 가는 것들은 있지만, 아직 자세한 원리가 밝혀지지 않았다. 얼마 전까지는 술의 주성분인 에탄올이 간에서 분해될 때 중간 과정에서 만들어지는 아세트알데히드가 숙취를 일으킨다고 알려져서 이런 내용이 고등학

교 생물 교과서에도 실렸다. 실제로 몸속에 아세트알데히드가 많아질 경우 혈관이 확장되어 심장박동이 빨라지고 얼굴과 온몸의 피부가 빨개진다.

하지만 아세트알데히드가 숙취의 원인 물질이 아니라고 주장하는 과학자도 있다. 만약에 맞다고 해도, 연구에 따르면 에탄올과 아세트알데히드가 빠르게 분해되는 조건이 상황에 따라 다르게 나타났다는 것이다. 지금으로서는 숙취의 원인을 직접 공략해 모든 사람에게 효과가 있는, 보편적인 '술 깨는 약'은 없다.

의약품도 건강기능식품도 숙취해소 기능으로 허가된 것은 없다. 대신에 간기능을 개선하는 약이나 숙취를 일부 완화하는 영양제, 음료가 있다. 이 제품들을 먹고 숙취가 없어질 때까지 기다리는 수밖에 없다.

우리나라에서 인기인 여명808, 헛개컨디션, 상쾌환 등은 약이 아니라 식품이다. 의약품이나 건강기능식품으로 분류할 정도로 효과가 있지는 않고 약간의 도움을 주는 정도다. 최근 인기가 많아진 알약 형태의 알유21은 건강기능식품으로 비타민, 아미노산 등이 들어 있다. 집에 있는 다른 비타민 B군 영양제를 먹어봐도 좋을 것이다. 술을 마셔서 속이 울렁거릴 때는 반하사심탕, 오령산 성분의 한방 제제를 약국에서 쉽게 구할 수 있다.

알아두면 약이 되는, 약 이야기

생리통약은 어떻게 골라야 할까?

성인 여성이라면 누구나 아랫배가 아프고 컨디션이 나빠지는 생리통을 겪었을 것이다. 생리통이 심한 사람은 매달 3~10일씩 종일 아프다. 이루 말할 수 없이 불편하다. 다른 질병 없이 생리 기간에 몸의 변화로 생기는 생리통은 자궁내막의 프로스타글란딘이 증가하는 것과 관계가 있다고 알려졌다. 그런데 자궁이나 난소에 혹이 생기거나 자궁내막증, 골반염이 있는 사람도 생리 기간에 특히 생리통이 심해진다. 이 경우에는 병을 먼저 치료해야 하므로 반드시 부인과 진료를 받도록 한다.

다른 질병이 없다면 약국에서 처방전 없이 살 수 있는 일반의약품으로 생리통을 조절할 수 있다. 먼저 이부프로펜, 덱시부프로펜, 나프록센은 프로스타글란딘을 줄이는 소염진통제다. 포장상자에 생리통에 쓴다고 딱 짚어 적혀 있을 정도로 널리 쓰인다. 이부프로펜에 알레르기가 있거나 위가 약하면 아세트아미노펜을 복용하면 된다. 생리 기간에 몸이 붓는 증상이 있다면 약한 이뇨제인 파마브롬이 첨가된 진통제를 먹으면 된다. 우먼스타이레놀정이 유명하다. 생리통 중에서도 배가 뒤틀리는 듯한 경련성 통증에는 경련을 가라앉히는 진경제 성분이 첨가된 진통제를 먹으면 된다. 부스코판플러스정 같은 제품들이다. 이때 진경제로는 스코폴라민을 사용하는데, 스코폴라민은 부작용이 심하므로 조심해야 한다(키미테패취처럼 스코폴라민이 든 멀미약에 이상반응을 보인 적이 있다면 피하고, 아니라면 시험 삼아 먹어보고 몸에 이상이 없는지 살핀다.).

사람마다 생리통의 양상도 다르고 잘 듣는 성분도 다르므로 여러 가지를 시도하면 좋다. 진통제는 생리를 시작하는 순간부터 복용하도록 한다. 생리통이 생기고 나서 먹으면 효과가 덜하다. 만약 생리가 시작하자마자 먹어도 통증이 잘 잡히지 않으면, 생리 시작 1~2일 전부터 복용한다. 생리통과 관련이 깊은 프로스타글란딘이 생리 시작 전에 이미 만들어지고 있기 때문에 그 전에 진통제를 먹으면 효과를 높일 수 있다.

또한 진통제를 계속 먹으면 내성이 생겨 효과가 떨어지지는 않는지 묻는 사람이 많다. 단일 성분의 일반의약품 진통제(엔세이드, 아세트아미노펜)는 내성이 생기지 않으므로 안심해도 된다.

생리통에 좋은 영양소는 마그네슘이다. 마그네슘은 근육을 이완하는 작용을 한다. 자궁 근육이 지나치게 수축하면 쥐어짜는 듯한 강한 통증이 생기는데, 이런 생리통을 마그네슘이 가라앉혀 준다. 하루 400~600mg을 먹으면 된

알아두면 약이 되는, 약 이야기

다. 통증이 있을 때 복용해도 되고, 생리통이 심하다면 6개월 정도 꾸준히 복용해보는 것도 좋다. 마그네슘 결핍이 이유일 수 있기 때문이다. 오메가-3 지방산, 철분제, 혈액순환제(성분명 예: 은행잎 추출물)도 도움이 된다.

생리전증후군은 어떻게 극복할까?

생리 전에 정서가 불안하고 평소와 다른 신체 증상이 나타나는 경우를 생리전증후군PMS으로 본다. 이 증상은 생리 예정일 약 2주 전 즉 배란일 이후부터 심해지다가 생리가 시작되면 며칠 내로 없어진다. 기간은 사람에 따라 다르다. 유방통증, 두통, 관절통, 근육통, 복부팽만감, 변비, 체중 증가가 나타날 수 있다. 가임기 여성의 약 75%가 생리전증후군을 겪었다고 한다. 증상이 아주 심한 생리전불쾌장애 PMDD는 가임기 여성의 3~5%에게 나타난다. 일상생활에 지장을 줄 정도로 심하면 부인과 진료를 받아보는 것이 좋다.

성호르몬 분비량은 약 28일 전후의 생리주기에 따라 변한다. 생리전증후군의 정확한 원인은 아직 모르지만 성호르몬 분비량 변화와 프로게스테론과 에스트로겐의 불균형이 영향을 미친다고 여겨진다. 생리주기 중에서 특정

292

기간에만 이런 증상이 나타난다.

생리전증후군에는 먼저 운동, 식이요법, 스트레스 관리를 시도할 수 있다. 마그네슘, 칼슘(하루 1000mg), 비타민 B군, 달맞이꽃종자유 등의 건강기능식품도 먹을 수 있다. 그래도 좋아지지 않거나 증상이 심해 일시적으로 완화해야 할 때는 생리통에 쓰는 진통제를 증상에 맞게 쓴다. 생리전증후군에 특화된 일반의약품으로 프리페민정이 있다. 순비기나무열매 성분의 프리페민정은 3개월 동안 꾸준히 복용해야 효과가 있다. 하지만 여성 호르몬과 관련된 질환이 있거나 여성 호르몬제를 먹고 있다면 피해야 한다.

그래도 낫지 않고 계속 일상생활이 어려우면 병원에서 진료를 받고 경구피임약, 수면제, 항우울제를 처방받아 일정 기간 복용할 수 있다.

생리와 생리전증후군 증상은 폭이 넓으며 사람마다 차이가 크기 때문에 자신에게 맞는 생활습관과 영양소를 찾으려 노력해야 한다. 자궁이나 난소에 질환이 있어도 생리전증후군이 심해질 수 있으므로 정기적으로 검진을 받아 이상이 없는지 확인하는 일도 중요하다.

알아두면 약이 되는, 약 이야기

갱년기에는 어떤 약이 좋을까?

호르몬은 혈액을 타고 온몸으로 퍼져 작용한다. 에스트로 겐은 성호르몬이지만 다른 중요한 기능도 한다. 특히 뼈를 튼튼하게 유지하고 혈관을 보호해준다. 여성이 남성보다 동맥경화가 덜 일어나는 것도 에스트로겐의 혈관 보호 작용 덕분이다.

생리가 완전히 멈춘 후 1년이 지난 시점을 폐경으로 정의한다. 점차 생리를 건너뛰는 일이 잦아지다가 완전히 멈추게 된다. 평균적으로 50세에 폐경이 되고 폐경 앞뒤로 약 5년이 갱년기다. 초경 때부터 비슷한 양과 주기로 약 40년 동안 분비되던 성호르몬이 급격히 줄어드니 신체적, 정신적으로 불안정할 수밖에 없다. 온몸 구석구석이 영향을 받기 때문에 단지 참는 것만으로는 감당하기 어려운 시기다. 30대에 들어선 독자라면 갱년기에 접어든 어머니가 안면홍조, 우울증 같은 기분 변화, 불면증, 갑작스러운 열감으로 유난히 힘들어하는 모습을 보았을 것이다. 물론 갱년기 증상은 사람에 따라 차이가 크기 때문에 큰 문제 없이 넘길 수도 있다.

또한 여성만큼 명확한 신체 변화는 아니더라도 남성도 50~60대에 남성호르몬 분비가 줄어들면서 기분 변화를 겪는다. 증상이 심할수록 짜증도 잘 내고 예전과 다르게 행동하기 때문에 부모와 자녀 사이에 갈등이 생기기 쉽다. 이럴 때 다른 가족이 호르몬이 원인임을 알아차리고 당사자를 이해하려고 노력하면 이 시기를 슬기롭게 헤쳐나갈 수 있다.

갱년기에 병원에서 주로 받는 치료는 부족해진 여성 호르몬을 공급하는 호르몬 대체요법이다. 경구피임약과 같은 에스트로겐, 프로게스틴 성분이나 에스트로겐 수용체에 작용하는 성분을 사용한다. 전자는 안젤릭정, 프로기노바정 같은 제품이고 후자는 듀아비브정 같은 제품이다. 폐경 이전으로 돌아간 것처럼 빠르고 좋은 효과를 보인다.

하지만 오랜 기간 복용할 시 유방암 위험이 증가한다는 연구 결과가 있다. 의료계에서는 유방암 위험 요인이 없는 사람은 장기 투여해도 안전하다고 말하지만, 암이라면 아주 작은 가능성이라도 피하고 싶은 것이 사람 마음이다. 호르몬 대체요법은 에스트로겐 결핍 증상이 심하거나 삶의 질이 크게 낮아진 경우에 되도록 단기간 처방하는 것이 권장된다.

그 밖에 식물성 여성 호르몬과 생약 제제를 쓰기도 한다. 일반의약품으로 폐경기 증상에 쓰는 성분은 서양승마 추출물, 이소플라본(콩, 레드클로버 성분), 리그난 등인데 아직 연구가 부족해서 효과가 있는지는 의견이 갈린다. 갱년기 증상으로 몸이 많이 불편하다면 약 복용을 무조건 피하기보다는 시도해보는 것도 좋겠다. 한 가지 알아둘 점은 식물성이라고 해서 안전하지는 않다는 것이다. 에스트로겐보다 약하지만 비슷한 작용을 한다면, 상대적으로 안전한 식물성이라도 호르몬제에 딸려오는 부작용이 있을 수 있다.

규칙적인 운동으로 증상을 완화할 수 있다는 이야기가 많다. 운동을 하더라도 폐경 후에는 골다공증 위험이 증가하므로 칼슘, 마그네슘, 비타민 D를 챙겨 먹으면 좋다. 특히 칼슘, 마그네슘은 갱년기에 심해지는 우울감, 기분장애를 다스리고 잠이 잘 오게 하는 데에도 도움을 준다.

사람마다 성호르몬 수치도 다르고 약에 대한 반응이 다르기 때문에, 갱년기에 이거면 된다고 권할 만한 방법은 없다. 갱년기는 개인차가 크니 당사자에게 도움이 되는 방법을 조금씩 찾아보기를 바란다.

영양제는 정말로 효과가 있을까?

약과 달리 건강기능식품은 효과가 그리 강하지 않고 개인차가 커서 자연법칙처럼 이럴 땐 이걸 먹으면 된다고 말할 수는 없다. 어느 정도의 방향성을 제시할 수 있을 뿐이다. 게다가 사람마다 몸 상태가 다르고 반응이 달라서 연구 결과가 정반대인 경우도 많다.

약과 영양소에 대해 배우고 직접 건강기능식품을 먹으며 몸의 변화를 관찰한 결과, 한 가지 느낀 점이 있다. 특별히 부족한 영양소를 보충하면 짧은 시일 안에 드라마틱한 효과가 나타난다는 것이다. 또 그 영양소를 6개월 이상 복용해서 어느 정도 보충하고 나면, 같은 영양소를 먹어도 처음처럼 두드러진 효과는 보이지 않을 수 있다.

문제는 자신에게 부족한 영양소가 무엇인지 정확히 알아낼 방법이 없다는 것이다. 증상을 바탕으로 짐작할 뿐이다. 사람마다 부족한 영양소가 다르다. 이를테면 미네랄의 경우 피 검사나 소변 검사로 특정 미네랄의 농도를 재서 부족한지를 확인할 수 있다. 하지만 심각한 결핍, 과잉 증상이 없는 상태에서 검사를 하는 일은 낭비라서 병원에서도 잘 권하지 않는다(병원에서 하는 피 검사 항목에 중요한 미네랄 농도는 대개 포함된다). 그리고 피 검사, 소변 검사로 얻은 미네랄의 농도가 과연 우리 몸 세포에서 실제로 활용되고 있는 미네랄의 양과 긴밀한 관계가 있는지도 아직은 불명확하다.

그래서 이것저것 시도해보면서 찾아내야 한다. 다행히 건강기능식품은 의약품보다 부작용이 가벼운 편이다. 그

알아두면 약이 되는, 약 이야기

래도 새로운 건강기능식품을 먹기 시작할 때는 적은 용량으로 시작하고 초기에 몸 상태를 관찰해서 이상반응이 없는지 살피는 것이 좋다. 대개 결핍되었던 영양소가 충분한 수치로 보충되는 데 성인은 6개월, 어린이는 3개월쯤 걸린다. 영양제의 효과가 초기부터 나타날 때도 있지만 효과가 있는지 없는지는 3~6개월이 지난 후에 최종적으로 판단할 수 있다.

위험한 성분은 누가, 어떻게 알릴까?

게보린정은 우리나라에서 1979년에 허가되어 오랫동안 쓰인 진통제다. 자주 사용되고 텔레비전 광고에도 나와 우리에게 친숙하다. 게보린정의 성분은 아세트아미노펜, 카페인, 이소프로필안티피린인데 이 중에서 이소프로필안티피린은 엔세이드에 속하는 소염진통해열제다. 그런데 이소프로필안티피린의 심한 부작용이 뒤늦게 알려졌다. 이에 2009년 식약처는 이 성분을 함유한 의약품의 허가사항을 변경하고 의약품 안전성 서한을 배포했다. 게보린정, 사리돈에이정 등 이소프로필안티피린 성분이 든 약은 며칠 동안 단기적으로만 복용하기를 권하고 15세 미만은 사용하지 않도록 제한했다. 5~6회 복용해도 증상이 낫지 않을 경우에도 그만 먹을 것을 권했다.

이렇게 우리나라 식약처는 안전성 속보 또는 안전성 서한을 제약회사, 병원, 약국, 의약 관련 단체, 소비자 단체 등에 전달한다. 판매, 유통 중인 약의 안전성에 관해 국민의 건강에 중대한 영향을 미치는 새로운 사실을 긴급하게 널리 알리기 위해서다. 의약품의 허가를 취소하거나, 판매를 중지하거나, 회수하고 폐기하는 경우 그리고 의약품 사용 관련 주의사항 또는 권고사항을 급히 알려야 할 때 활용한다.

안전성 서한·속보의 내용은 식약처에서 운영하는 의약품안전나라nedrug.mfds.go.kr에서 전부 볼 수 있다. 약학정보원에서도 그 의약품과 관련된 안전성 서한·속보가 있을 경우에는 해당 문서가 첨부되니 간편하게 확인할 수 있다.

앞에서 소개한 성분 중에도 안전성 서한이 배포된 약들이 있다. 최신 연구와 해외 동향을 반영한 서한이라 본문에서도 소개했다. 이부프로펜의 경우에는 이미 알려진 사실이지만 널리 사용되는 만큼 위장 출혈 위험을 강조해서 처방과 복약지도를 하기를 당부했다. 아세트아미노펜은 간독성, 과다 복용 위험, 유럽의 서방정 판매 중단의 내용으로 여러 번 안전성 서한이 전해졌다. 그 밖에 오셀타미비르, 라니티딘, 졸피뎀도 안전성 서한이 배포된 적이 있다.

이처럼 비교적 자주 사용하는 약이나 친숙하고 유명한 약이 안전성 서한의 형태로 '경고'를 받는 일이 생각보다 많다.

부록

주요 약물군과 성분 목록

포장용기와 라벨에 적힌 성분명을 보고 어떤 약인지 알아
보는 데 도움을 주기 위해 성분 목록을 정리했다. 엔세이
드, 항생제, 스테로이드제, 항히스타민제, 경구피임약처럼
종류가 많고 특히 주의가 필요한 주요 약물군을 골랐다.
각 약물군에 대해 의약학 전문가가 사용하는 분류에 따른
대표적인 성분명을 표에 적었다.

지금 당장 내가 복용하지 않은 약 성분명을 모두 외울
필요는 없다. 다만 눈에 익혀두면 앞으로 만나는 약에 관
한 통찰력이 넓어질 것이다. 물론 약학정보원 사이트를 비
롯한 의약품 데이터베이스에서 검색해봐도 되지만, 이 도
표들이 편리하게 참고할 만한 자료가 되기를 바란다.

엔세이드

비스테로이드성 소염제로 소염, 해열, 진통 작용을 한다.

분류	대표적 성분
살리실산류	아스피린(=아세트살리실산) 살리실산
프로피온산 유도체	이부프로펜 덱시부프로펜 케토프로펜 플루비프로펜 나프록센
아세트산 유도체	아세클로페낙 케토롤락 인도메타신
옥시캄(에놀산) 유도체	피록시캄, 멜록시캄
페남산류	메페남산, 톨페남산
선택적 COX-2 억제제	세레콕시브
기타	클로닉신 니메술리드

항생제

대분류	소분류	대표적 성분
베타락탐계	페니실린계	페니실린G 암피실린 아목시실린
	카바페넴계	메로페넴 이미페넴
	세팔로스포린계	세파졸린 세파클러 세프트리악손 세페핌
	모노박탐계	아즈트레오남
글리코펩타이드계		반코마이신
아미노글리코사이드계		겐타마이신 네오마이신
테트라사이클린계		독시사이클린 테트라사이클린
옥사졸리도논계		리네졸리드

매크롤라이드계	에리스로마이신
	클래리스로마이신
린코사마이드계	클린다마이신
플루오르퀴놀론계	시프로플록사신
	레보플록사신
	오플록사신
설파제	설파메톡사졸
DHFR 억제제	트리메토프림
니트로미다졸계	메트로니다졸
결핵 항생제	이소니아지드
	리팜피신
	에탐부톨
	피라진아미드
린코사마이드계	클린다마이신

스테로이드제

경구 복용 스테로이드제의 항염증 작용 강도는 하이드로코티손을 기준으로 한다. 1을 기준으로 이보다 높으면 하이드로코티손보다 강도가 더 높고 낮으면 그만큼 강도가 낮다.

분류	대표적 성분	강도
속효성 (효과가 빠르고 지속 시간이 짧음)	하이드로코티손	1
	코티손	0.8
	프레드니손	4
	프레드니솔론	4
	메틸프레드니솔론	5
중간형	트리암시놀론	5
지속형 (효과가 느리고 지속 시간이 긺)	베타메타손	25
	덱사메타손	30

스테로이드제 연고는 등급마다 강도가 다르다. 1등급이 가장 강하고 7등급이 가장 약하다. 같은 성분이라도 연고가 크림보다, 크림이 로션보다 작용이 강하다.

강도	성분·함량·제형
1등급	클로베타솔 0.05% 크림, 연고 디플로라손 0.05% 크림, 연고 디플루코르톨론 0.3% 연고
2등급	베타메타손 0.05% 크림, 연고 데속시메타손 0.25% 크림, 연고 데속시메타손 0.05% 겔 플루오시노니드 0.05% 연고 할시노니드 0.1% 연고 모메타손 0.1% 연고
3등급	암시노니드 0.1% 크림, 로션 디플루프레드네이트 0.05% 크림 데속시메타손 0.25% 로션 플루오시노니드 0.05% 크림, 겔
4등급	부데소니드 0.025% 크림 데속시메타손 0.05% 연고 모메타손 0.1% 크림

	메틸프레드니솔론 0.1% 크림, 연고
	트리암시놀론 0.1% 연고
5등급	베타메타손 연고, 크림 등
	클로베타손 0.05% 크림
	플루오시놀론 0.01% 연고
	플루오시놀론 0.025% 크림
	플루티카손 0.05% 크림
	하이드로코티손 0.1% 로션
	하이드로코티손 0.2% 크림
	프레드니카르베이트 0.1~0.25% 연고, 크림 등
	트리암시놀론 0.1% 크림
6등급	알크로메타손 0.05~0.1% 연고, 크림 등
	데소니드 0.05% 크림
7등급	덱사메타손 0.1% 연고, 크림 등
	하이드로코티손 2.5%, 1% 크림, 로션 등
	프레드니솔론 연고, 크림, 로션 등

항히스타민제

분류	대표적 성분
1세대	디펜히드라민 독시라민 디멘히드리네이트 클로르페니라민 메클리진 히드록시진
2세대	로라타딘 세티리진 케토티펜 루파타딘 미졸라스틴 에바스틴 베포타스틴
3세대	레보세티리진 데스로라타딘 펙소페나딘

경구피임약

분류	제품명	에스트로겐 성분	프로게스틴 성분
2세대	에이리스정	에티닐에스트라디올 0.02mg	레보노르게스트렐 0.1mg
	마이보라30	에티닐에스트라디올 0.03mg	레보노르게스트렐 0.15mg
3세대	멜리안정	에티닐에스트라디올 0.02mg	게스토덴 0.075mg
	머시론정	에티닐에스트라디올 0.02mg	데소게스트렐 0.15mg
	마이보라정	에티닐에스트라디올 0.03mg	게스토덴 0.075mg
4세대	야즈정	에티닐에스트라디올 0.02mg	드로스피레논 3mg
	야스민정	에티닐에스트라디올 0.03mg	드로스피레논 3mg

약 이름 찾아보기

*표시는 전문의약품이다.

해열진통소염제 (엔세이드) **p. 28, 46**

이부프로펜 성분이 포함된 약: 대원이부프로펜정, 부루펜시럽,
애드빌정, 캐롤에프정, 이지엔6애니연질캡슐, 그날엔정
덱시부프로펜 성분의 약: 이지엔6프로연질캡슐
나프록센 성분의 약: 낙센에프정, 탁센연질캡슐
아세클로페낙 성분의 약: 에어탈정*
세레콕시브 성분의 약: 쎄레브렉스캡슐*
아스피린 성분의 약: 바이엘아스피린정500mg, 로날정500mg,
종근당아스피린정500mg, 국제아스피린정500mg

해열진통제 **p. 38**

아세트아미노펜 단일 성분의 약: 타이레놀정,
타이레놀8시간이알서방정, 어린이타이레놀정,
어린이타이레놀현탁액
아세트아미노펜을 포함한 약: 펜잘정, 게보린정, 판피린큐액,
판콜액, 테라플루정, 타이레놀콜드에스정, 우먼스타이레놀정,
울트라셋정*, 울트라셋이알서방정*, 마이폴캡슐*, 하이코돈정5mg*

피임약 p. 54

에티닐에스트라디올-프로게스틴 복합 제제: (2세대)에이리스정,
미니보라30, (3세대)머시론정, 멜리안정, 마이보라정, (4세대)야즈정*,
야스민정*
프로게스틴 단일 제제: Cerazette®, Slynd®

스테로이드제 p. 74

프레드니솔론 성분의 약: 소론도정*, 보송크림, 삼아리도멕스크림,
옵티론점안액*
하이드로코티손 성분을 포함한 약: 락티케어에치쒸로션1%,
락티케어에치쒸로션2.5%, 복합마데카솔연고
베타메타손 성분의 약: 쎄레스톤지크림, 덴드리액*
덱사메타손 성분을 포함한 약: 신일덱사메타손정*, 덱사신주*,
네오덱스안연고*, 페리덱스연고, 덱사메디크림
트리암시놀론 성분의 약: 트리코트크림*, 오라메디연고
메틸프레드니솔론 성분의 약: 아드반탄연고*

항생제 p. 86

아목시실린 단일 제제: 파목신캡슐250mg*,
휴온스아목시실린캡슐500mg*
아목시실린-클라불란산 복합 제제: 오구멘틴정375mg*,

오구멘틴정625mg*, 크라목신건조시럽(4:1)*, 크라목신듀오건조시럽
(7:1)*, 맥시크란정*, 파목클정*

신종플루 치료제   p. 98

오셀타미비르 성분의 약: 타미플루캡슐30mg*, 타미플루캡슐45mg*,
타미플루캡슐75mg*, 타미플루현탁용분말6mg/ml*,
넥스플루캡슐75mg*

제산제   p. 115

인산알루미늄을 포함한 약: 겔포스현탁액, 겔포스엠현탁액
수산화알루미늄을 포함한 약: 암포젤정, 알겐정, 노루모에프산,
트리겔현탁액, 트리겔정
알마게이트를 포함한 약: 알마겔현탁액, 알마겔에프현탁액

위장약, 소화제   p. 124, 131

판크레아틴을 포함한 약: 훼스탈플러스정, 훼스탈골드정,
베아제정, 닥터베아제정, 베스자임정, 노자임캡슐, 복합파자임이중정
파모티딘 성분의 약: 파미딘정(10mg), 제이에스파모티딘정10mg,
팜틴정20mg*, 동아가스터정20mg*, 가스터디정20mg*,
베스티딘정20mg*, 동아가스터주20mg*

코감기, 비염, 알레르기약   p. 140, 148

슈도에페드린 단일 성분의 약: 액티피드정, 액티피드시럽, 슈다페드정*
세티리진 단일 성분의 약: 지르텍정, 지르텍액, 알레리진정,
노스민정, 알지엔스피드연질캡슐
세티리진+슈도에페드린 성분의 약: 코싹정*, 그린노즈캡슐*
레보세티리진 단일 성분의 약: 씨잘정*, 씨잘액*, 엘티리진정*

불면증약   p. 158, 166

독시라민 단일 성분의 약: 아론정, 스메르정
독시라민-피리독신 복합 제제: 디클렉틴장용정*
졸피뎀 성분의 약: 스틸녹스정10mg*, 스틸녹스CR정12.5mg*,
스틸녹스CR정6.25mg*, 졸피드정10mg*, 졸피드정5mg*

항우울제   p. 174

플루옥세틴 성분의 약: 푸로작캡슐20mg*, 푸로작확산정20mg*,
푸록틴캡슐*, 푸록틴캡슐10mg*
에시탈로프람 성분의 약: 렉사프로정10mg*
설트랄린 성분의 약: 졸로푸트정50mg*
파록세틴 성분의 약: 팍실CR정12.5mg*, 팍실CR정37.5mg*

멀미약   p. 184

스코폴라민 단일 성분의 약: 키미테패취, 어린이키미테패취(8~15세용)*
스코폴라민이 포함된 약: 키미테정, 키미테츄어블정, 보나링츄어블정,
부스코판플러스정, 토스롱액

근이완제   p. 192

클로르족사존 단일 성분의 약: 한미리렉스정
클로르족사존+아세트아미노펜 복합 성분의 약: 리리스정, 피로펜정
클로르족사존+엔세이드+카페인 복합 성분의 약: 크라렉신정

발기부전 치료제   p. 199

실데나필 성분의 약: 비아그라정50mg*,
비아그라엘구강필름붕해50mg*, 파텐션20mg*
유데나필 성분의 약: 자이데나50mg*
타다라필 성분의 약: 시알리스정10mg*

변비약   p. 206

비사코딜 성분의 약: 둘코락스좌약, 신일비사코딜정
비사코딜을 포함한 약: 둘코락스에스장용정, 아락실큐정

탈모약 p. 214

미녹시딜 성분의 약: 마이녹스액3%, 마이녹스액5%, 로게인겔2%,
동광미녹시딜정5mg*

무좀, 비듬약 p. 222

시클로피록스 성분의 손발톱무좀약: 풀케어네일라카, 바렌굿네일라카,
트록시네일라카
시클로피록스 성분의 무좀 연고: 로푸록스겔
시클로피록스 성분의 비듬약: 덴드로프쿨액

흉터약 p. 236

헤파린을 포함한 흉터 외용제: 노스카나겔, 콘투락투벡스겔,
벤트락스겔, 더마클리어겔

간장약 p. 244

실리마린 단일 성분의 약: 레가론캡슐140, 레가론캡슐70,
영풍시리마린정
실리마린을 포함한 복합 제제: 액티리버연질캡슐

프로바이오틱스   p. 251

프로바이오틱스 성분의 약: 메디락디에스장용캡슐,

메디락에스장용캡슐, 두배락캡슐, 람노스캡슐, 라시도필캡슐

프로바이오틱스+비타민 복합 제제: 메디락베베산,

비오비타큐츄어블정

참고자료

노윤정, 박세현, 윤선희, 최진혜, 《알고 먹으면 약 모르고 먹으면 독》,
생각비행, 2012

배현, 《몸을 위한 최선 셀프메디케이션》, 코리아닷컴, 2018

이정철, 임성용, 《약 짓는 오빠들이 들려주는 알쓸신약》, 시대인, 2019

이지현, 《내 약 사용설명서》, 세상풍경, 2016

정승규, 《인류를 구한 12가지 약 이야기》, 반니, 2019

정진호, 《위대하고 위험한 약 이야기》, 푸른숲, 2017

조길호, 《약이 되는 약 이야기》, 서해문집, 2014

황세진, 정혜진, 《강약중강약》, 알마, 2017

Sebastian G. B. Amyes, Bacteria: A Very Short Introduction, Oxford, 2013

Laurence L. Brunton et al., Goodman & Gilman's The Pharmacological
Basis of Therapeutics, 13ed., McGraw Hill, 2017

Dorothy H. Crawford, Viruses: A Very Short Introduction, Oxford, 2011

Michael C. Gerald, The Drug Book, Sterling, 2013

Thomas Hager, Ten Drugs, Abrams, 2019

Jie Jack Li, Laughing Gas, Viagra and Lipitor: The Human Stories Behind
the Drugs We Use, Oxford, 2006

K. Raindford(ed.), Ibuprofen: Discovery, Development and Therapeutics,
John Wiley & Sons, 2015

e 05

이 약 먹어도 될까요
약국보다 더 친절한 약 성분 안내서

초판 1쇄 2020년 6월 30일   **펴낸이** 김한청
초판 3쇄 2023년 5월 4일   **기획편집** 원경은 차언조 양희우 유자영 김병수 장주희
                                        마케팅 현승원
지은이 권예리   **디자인** 이성아 박다애
                                        운영 최원준 설채린

펴낸곳 도서출판 다른
출판등록 2004년 9월 2일 제2013-000194호
주소 서울시 마포구 양화로 64 서교제일빌딩 902호
전화 02.3143.6478   **팩스** 02.3143.6479
이메일 khc15968@hanmail.net
블로그 blog.naver.com/darun_pub
페이스북 /darunpublishers
인스타그램 edit_darunpub

ISBN 979-11-5633-290-9 13510